Engordei ou minha roupa encolheu?

Peter Walsh

Engordei ou minha roupa encolheu?

Um plano simples para perder peso e viver melhor

Tradução
Fal Azevedo

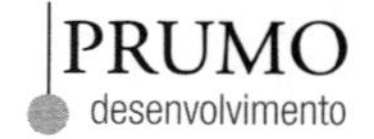

Título original: *Does this clutter make my butt look fat?*

Originalmente publicada pela Free Press, uma divisão da Simon & Schuster, Inc.

Direção editorial
Soraia Luana Reis

Editora
Luciana Paixão

Editora assistente
Valéria Sanalios

Assistência editorial
Elisa Martins

Preparação de texto
Valentina Nunes

Revisão
Cid Camargo
Maria Aiko Nishijima

Ilustração de capa
Rita Mayumi Kayama

Criação e produção gráfica
Thiago Sousa

Assistente de criação
Marcos Gubiotti

CIP-Brasil. Catalogação-na-fonte
Sindicato Nacional dos Editores de Livros, RJ

W19e

Walsh, Peter, 1956-
Engordei ou minha roupa encolheu? / Peter Walsh; tradução Fal Azevedo. - São Paulo: Prumo, 2008.

Tradução de: Does this clutter make my butt look fat?

ISBN 978-85-61618-51-3

1. Emagrecimento. 2. Consumidores. 3. Economia doméstica. 4. Limpeza e arrumação doméstica. I. Título.

CDD: 613.25
CDU: 613.24

08-4242.

Direitos de edição para o Brasil:
Editora Prumo Ltda.
Rua Júlio Diniz, 56 - 5º andar – São Paulo/SP – Cep: 04547-090
Tel: (11) 3729-0244 - Fax: (11) 3045-4100
E-mail: contato@editoraprumo.com.br / www.editoraprumo.com.br

Em memória de
James Patrick Walsh
1919 - 2007
Meu pai – quem nunca teve medo de dizer a ninguém
que seu traseiro estava gordo demais

Sumário

INTRODUÇÃO

O PESO EXTRA

Uma cultura de Gordura

A coisa mais fácil nos Estados Unidos é engordar. É mais fácil do que trabalhar, mais fácil do que criar uma família, mais fácil do que ganhar dinheiro e, definitivamente, mais fácil do que levantar e mudar o canal da televisão. Ser gordo tornou-se o passatempo nacional.

Quando se trata de tamanho corporal e imagem, vivemos num mundo confuso e contraditório. Apesar de toda a preocupação que os comentaristas sociais, os psicólogos e os politicamente corretos têm a respeito da influência doentia das revistas de moda e celebridades exibindo modelos magras demais e artistas que emagrecem rapidamente, não é aí que reside o verdadeiro problema. Sim, a cultura da magreza que aparece nas revistas, no cinema e na televisão é onipresente, vendendo de tudo, de carros a dentes novos. Mas a magreza não é o que vemos nas ruas.

A realidade é que nós cultuamos o grande. Nossos carros são os maiores e mais gordos – dirigimos veículos que consomem um galão de gasolina a cada 16 quilômetros. Nossas casas são imensas – a casa-padrão está aumentando constantemente, enquanto o tamanho da família-padrão está diminuindo. Nossas casas estão transbordando de gordura, das coisas que consumimos – passamos mais tempo comprando do que qualquer outro povo na Terra. Nossas refeições são "gigantescas" – os tamanhos das porções triplicaram nos últimos 25 anos, nos Estados Unidos. A Boeing aumentou o peso estimado para cada pas-sageiro em mais de dez quilos. Cadeiras de escritório estão sendo fabricadas em tamanho maior para acomodar nossas bundas grandes. Até a Disneylândia, o lugar mais feliz do planeta – mas não o mais magro – está redesenhando algumas de suas fantasias para acomodar cinturas cada vez maiores. Você ficará feliz em saber que, mesmo se tiver uma cintura de um metro e meio e quiser trabalhar na Disneylândia, eles terão um par de calças para você! Em todos os lugares, vemos os efeitos de uma população cada vez mais pesada – de cadeiras de escritório a tamanhos de sutiã, tudo está aumentando. E, mais notório do que tudo, nossas calças não servem mais na maioria de nós – o que não é surpresa, já que o tamanho médio de nossa cintura aumentou dez centímetros em menos de dez anos. Com dois terços dos norte-americanos acima do peso ou obesos, é impossível negar que adoramos, adoramos gordura.

Como nação, estamos nos deliciando numa orgia de consumismo que não dá sinais de diminuição. Nunca temos o suficiente. O mantra norte-americano é "mais é melhor" e estamos aplicando esse lema com gosto em quase todos os aspectos de nossa vida. Se consumir é bom, consumir mais é melhor.

Quando foi que comprar virou uma obsessão nacional? Quando nos tornamos consumidores tão enlouquecidos? Quando ficamos tão gordos? Tudo isso parece ter acontecido rapidamente e sem aviso. Ontem, você não tinha problemas para entrar no seu *jeans*, e hoje sente-se estrangulado – pela cintura. Os Estados Unidos e o mundo mudaram dramaticamente ao longo de nossa própria vida. Tudo se move mais rapidamente – viagens rápidas, mensagens rápidas, comida rápida. Estamos sendo sugados por esse ritmo cada vez mais acelerado. "Eu quero, e quero agora" soa quase razoável. Se os outros podem ter, por que não eu?

Surpreendentemente, chegamos perto de alcançar a satisfação instantânea. Os 1,3 bilhão de cartões de crédito em circulação nos Estados Unidos são um indício de que podemos comprar as coisas no momento em que o desejo nos atinge, possamos ou não pagar por elas. Podemos pagar mais tarde. E há muita coisa barata. Compramos coisas sem pensar muito nas conseqüências e, mesmos soterrados pelas dívidas, as compras continuam. Podemos pagar muita coisa e consegui-las rápido. Então, o que fazemos? Enchemos nossa casa e nossa vida com elas.

De modo semelhante, a comida é barata e imediatamente disponível. Hoje em dia, compramos metade da comida consumida em casa. A outra parte vem por meio de comida por entrega rápida, eficiente e barata. Combina com nossa vida acelerada. Não temos de nos preocupar com o que estamos comendo – ou com quanto vamos comer. Lidamos com isso mais tarde. Ou não. Parecemos estar genuinamente inconscientes da relação entre o que colocamos na boca e o tamanho de nossa cintura. Podemos até mesmo ignorar a realidade, comprando uma das novas câmeras digitais com a função "emagrecer". O site da empresa Hewlett-Packard (HP) promete que "a função emagrecedora, disponível nas câmeras digitais, é um efeito sutil que pode remover instantaneamente alguns quilos de suas fotos!". Agora você pode entrar para a história como uma pessoa magra. Mas aqui e agora, essa conveniência tem um custo. Engorde como um porco hoje, mas tire sua roupa de baixo amanhã e fique em frente a um espelho, e vai ver de que custo estou falando.

Quando se trata de perder peso, o mesmo emagrecimento instantâneo das câmeras digitais nos é oferecido. Na televisão, uma casa pode ser construída em uma semana. Um "patinho feio" pode arrumar novos rosto e corpo em menos de sessenta minutos no horário nobre. Uma celebridade pode perder o peso da gravidez em três semanas. Quem pode nos culpar por esperar por um conserto instantâneo? Mas é tudo uma ilusão. Pagar com cartão de crédito parece indolor, mas também sabemos que a conta chega mais tarde e que precisa ser paga com horas de trabalho duro. O mesmo acontece quando costumamos comer com exagero. Apenas trabalho duro poderá eliminar o excesso. Nossas escolhas hoje têm conseqüências, com as quais teremos de lidar amanhã – não há como escapar.

TUDO ISSO É DEMAIS
Viver melhor com muito menos

Quatro anos atrás, participei da produção de um programa de televisão chamado *Chega de bagunça*. A premissa do programa era muito simples: um time de especialistas – formado por mim, um decorador, um carpinteiro e uma equipe que ajudava na pintura e na reacomodação dos objetos – tinha dois dias para ajudar uma família a livrar-se de sua enorme bagunça.

Em dois dias, com um orçamento de 2 mil dólares, esvaziávamos dois cômodos e realmente conseguíamos fazer alguns milagres. Não eram casas com um pouco de tralha aqui e ali. Lembro-me nitidamente de entrar numa casa onde o proprietário disse, sem hesitar, parado no meio da bagunça de um metro de altura: "Tem um piano aí, em algum lugar, mas eu não o vejo há 17 anos". Encontramos uma sala de jantar em que a família não via a superfície da mesa – muito menos comia nela – havia mais de seis anos. E teve o cara com mais de trezentos pares de sapatos – sem contar os que ele escondera na garagem antes que chegassemos lá! Praticamente uma bagunça com vida própria, tomando conta de casas inteiras e sufocando qualquer chance de a família levar uma vida organizada e sem estresse.

As pessoas do *Chega de bagunça* podem ser exemplos extremos, mas essa situação é muito mais comum do que nossa equipe esperava. Não era incomum que nosso escritório recebesse duzentas e cinqüenta inscrições por dia, todas implorando para participar do programa. Com a bagunça que lidávamos todos os dias, fomos inundados por pedidos de pessoas que precisavam de nossa ajuda. O simples volume e peso do que as pessoas têm e guardam está soterrando muitas casas nos Estados Unidos. É difícil encontrar hoje uma casa que tenha uma garagem com espaço livre para se estacionar um carro. Há casas tão cheias de "tralhas" que as pessoas limitam-se a navegar por trilhas estreitas, em meio à bagunça. Vimos espaços tão cheios de coleções, mobília, papel, roupas, livros e sapatos que até mesmo os próprios donos pareciam assombrados com o que a sua vida havia se transformado.

O que começou como um programa para ajudar as pessoas a lidar com a bagunça mudou rapidamente para algo muito diferente. Tornou-se óbvio que a bagunça representava algo muito mais profundo, envolvendo a vida e os relacionamentos das pessoas. Para aquelas pessoas, e para muitos dos clientes com quem trabalho, ocorria ali uma transferência, sem que percebessem. Elas não possuíam mais suas coisas; suas coisas as possuíam. Para alguns, o negócio ia ainda mais longe. Suas coisas eram aquilo que os definia – "eu sou o que tenho". Elas não conseguiam ou não desejavam separar-se do que possuíam, a ponto de tornar o espaço onde viviam parcialmente – e, às vezes, totalmente – inutilizável. Romper esse padrão é um desafio intenso. Não se trata apenas de colocar as coisas em sacos de lixo ou de encontrar as caixas de fotos certas. Eu ajudo pessoas a confrontarem e redefinirem sua relação com o que possuem.

As cartas que aparecem neste livro são uma amostra de muitos e-mails e bilhetes que recebo todos os dias. Removi nomes e/ou detalhes pessoais, mas os sentimentos são genuínos e as pessoas que os expressaram são reais.

> Caro Peter,
>
> Acredito que se eu puder aprender a "me desprender", a mudança acontecerá. Toda esta bagunça está tirando minha vida de mim. Há muita coisa acontecendo, literal e figurativamente falando, em minha casa, e não há espaço para a felicidade. Sinto que meu corpo está soterrado, minha casa está soterrada e minha mente está soterrada. É uma prisão auto-infligida, da qual não consigo sair. A bagunça toma conta de todos os cantos da minha vida.

Cada um de nós tem uma vida. Você. Eu. Nossos amigos e famílias. Mas preciso perguntar: é a vida que você quer? Pode ser inesperado, mas é a pergunta que sempre faço quando ajudo pessoas a organizarem sua casa – e no fim das contas, sua vida. Qual é o modelo da vida que você gostaria de ter? *Você está vivendo a vida que quer?*

É aqui que muitos de meus clientes se perderam. De alguma forma, perderam de vista o que queriam de suas vidas. Suas tralhas vão se infiltrando quase que imperceptivelmente. Por fim, a bagunça preenche seus espaços e suas vidas. Um sentimento de frustração e impotência toma conta e eles sentem-se impotentes para mudar o rumo das coisas.

Criar um modelo de vida que você quer levar, força-o a tomar decisões baseadas nas prioridades reais que deveriam guiá-la. Você quer guardar as revistas que assinou nos últimos três anos ou prefere usar a mesa de jantar com a família? Quer encher a garagem de caixas com as toalhas de mesa que pertenciam à sua avó comidas de traças ou quer preservar o investimento que fez no carro? Quer as roupas passadas de seus filhos empilhadas sobre sua cama ou quer fazer de seu quarto um lugar de paz e intimidade? Sua casa não deve sufocá-lo. Deve abrigá-lo da tempestade. E deve ser mais do que um telhado sobre sua cabeça. Cabe a você fazer com que sua casa o apóie em sua busca pela felicidade.

As transformações que tenho visto são rápidas e fantásticas. Assim que as pessoas têm espaço para respirar, seu espírito se eleva. Elas têm energia e esperança renovadas. Ao fim do processo, quase sem exceção, as pessoas me dizem: "Isso mudou minha vida". Essas são palavras incríveis e gratificantes de se ouvirem. Ao ajudar meus leitores e espectadores a redefinir sua relação com o que possuem, desempenho um pequeno papel em ajudá-las a olhar de modo diferente para suas vidas. Não de uma maneira superficial, mas em um nível que altera sua relação com tudo e todos à sua volta.

Com todo meu trabalho organizando lares e assistindo às transformações que daí resultam, cheguei a duas descobertas cruciais:

1. Não se tratam de coisas

O primeiro passo para ajudar as pessoas a lidar com a bagunça é fazê-las olhar para outras coisas que não sejam a bagunça em si. Sei que soa estranho, mas se você está lutando com as coisas que possui e se concentra exclusivamente nelas, jamais irá domá-las. Acredite, raramente se trata "das coisas" em si. Bagunça tem a ver com o medo de perder lembranças, ou a preocupação com o futuro, ou, ainda, o sentimento de que algo de ruim vai acontecer. É uma maneira de lidar com a perda, ou um jeito de mascarar a dor de algum trauma do passado. Vi o caso da mulher que não conseguia se desfazer de lembranças de família por causa da súbita e trágica morte de seu irmão; do pai que guardava todos os trabalhos escolares dos filhos porque representavam os anos que ele se achou mais próximo de seus filhos; ou do casal cuja casa estava transbordando de trabalho trazido do escritório, porque eles morriam de medo de verem sua identidade roubada.

Procurar por respostas por trás da bagunça significa identificar questões fundamentais. Aprendi há muito tempo que se você se concentra nas coisas, jamais derrotará a bagunça e lidará com a "gordura" e o excesso que preenchem sua casa. Essa revelação é a chave do sucesso que tive em ajudar pessoas a ajustar sua aparência ao que possuem. É fundamental ajudar as pessoas a superar anos de bagunça e desorganização em sua vida.

2. Sua casa reflete sua vida

Sua casa é o seu reflexo. Não de maneira irreal, mas de um modo muito verdadeiro e tangível. Não é por acaso que, ao mesmo tempo em que lutamos contra a "epidemia da obesidade" nacional, também estamos vivendo em casas sobrecarregadas de bagunça e cheias de "coisas".

Lidar com a bagunça e recuperar a sensação de harmonia e de organização na própria casa emocionou muitas pessoas com as quais trabalhei, de um modo que acho que ninguém esperava. De repente, a "bagunça" significava muito mais do que um armário ou uma garagem lotados. Para a maioria, mudar a relação com suas coisas tornou-se o primeiro passo para um processo maior de ajuste a outras relações de suas vidas. Casais reavaliaram seu relacionamento e removeram as barreiras que atravancavam sua vida emocional. Alguns seguiram caminhos separados. Outros perceberam as mudanças maiores que seriam necessárias se quisessem continuar com seu relacionamento. Pessoas perderam peso, mudaram de carreira, reavaliaram sua maneira de usar o tempo e reorganizaram suas prioridades. Remover a bagunça da vida das pessoas foi mais do que simplesmente limpar uma escrivaninha cheia de papelada indesejável ou pegar todo aquele lixo da garagem. Arrumar e organizar as coisas produziu um impacto significativo em todos os aspectos da vida das pessoas com as quais trabalhei.

BAGUNÇA E GORDURA
ELAS NÃO SÃO TÃO DIFERENTES

Agora quero trabalhar com você de um modo diferente, mais intenso, com o intuito de mudar sua vida. Este livro é sobre você e sua relação com seu corpo – sobre o que você pensa dele, o que coloca dentro dele, como você o trata e se está feliz com ele. Em nossa cultura, a relação que a maioria das pessoas tem com seu corpo concentra-se no tamanho. O tamanho do seu corpo provavelmente é a razão para ter escolhido este livro. E o tamanho de seu corpo é minha especialidade, no que diz respeito a desfazer a bagunça. Este é um livro sobre a bagunça à sua volta e a bagunça dentro de você, que impedem que você viva da maneira que quer e que seja a pessoa que gostaria de ser. Sua relação com a comida é complexa. Se você está gordo, seus problemas são reais e não existem milagres. Para mudar será necessário um pouco de conversa franca, e eu estou aqui para isso.

É extremamente raro existir uma pessoa para quem a bagunça não é problema. Muitos dos meus clientes parecem ter perdido o foco de sua vida e vivem com um desejo perturbador, mas pouco definido, de algo que não conseguem nem mesmo entender. Ao acumular cada vez mais coisas e comer cada vez mais comida, estão tentando satisfazer a necessidade de "algo mais". Entretanto, não importa o quanto acumulem, a necessidade continua. Para outros, existe um elemento de tédio combinado com um sentimento insidioso de frustração, até de raiva. Novamente, é algo que muitos acham difícil definir, ainda que seja a origem de sua necessidade de preencher sua vida com coisas. A esperança de que coisas materiais tragam significado e satisfação nunca funciona.

Todos nós lidamos constantemente com o desejo de consumir mais. Bagunça e gordura não são muito diferentes. Eu vejo, eu quero, eu pego. O consumo é o rei. Gastamos demais, compramos demais e comemos demais. Da mesma maneira que nos cercamos de tanta tralha, sobrecarregamos nosso corpo de tralha calórica, formada principalmente por açúcar e gordura. Quase todos nós carregamos quilos extras dos quais simplesmente não conseguimos nos livrar. As coisas em nossa casa parecem devastadoras demais para lidarmos com elas, mas continuamos comprando. De maneira parecida, o peso crescente de nosso corpo chega a ser mais do que podemos agüentar, mas continuamos cedendo. Não estou dizendo que, se você está lidando com a bagunça será gordo, ou que um problema de peso significa que, automaticamente, haverá bagunça em sua casa. Não é tão simples assim. O que é claro, entretanto, é que temos um problema de peso nos EUA e ele está nos matando. Basta olhar em volta –

em todas aquelas casas grandes, *shopping centers* grandes e carros grandes há pessoas grandes. Bagunça e gordura – um é reflexo do outro. Se você pretende lidar com isso, precisa mudar o jeito de enxergar as coisas.

NÃO SE TRATA DE COMIDA

Conforme aprendi organizando casas pelo país todo, quando você guarda grande quantidade de alguma coisa, inclusive gordura, não consegue se livrar dela sem encarar os problemas fundamentais. Para perder peso, para conseguir o corpo e a aparência que deseja, você precisa considerar os muitos aspectos de onde e como vive. Precisa pensar na vida que deseja levar. Precisa olhar para seu corpo como olha para sua casa e dizer: "Eu honro e respeito este corpo? Ele reflete quem eu sou?". Se seus objetivos não forem claros e seu raciocínio não estiver concentrado, você não conseguirá quebrar os hábitos que o atrapalham.

Para lidar com a gordura que adere a seus quadris, você precisa olhar para além do número da balança. Se ele é o seu foco, você nunca perderá peso. Sei que isso parece óbvio, mas considere o seguinte: a cada ano, gastamos nos EUA cerca de 40 bilhões de dólares em livros e programas de dietas. Estima-se que 45 milhões de nós fazem dieta em algum momento, todo ano, e continuamos ganhando peso. Se a dieta é a chave para a perda de peso, por que o número de livros de dieta continua aumentando e os quilos continuam se amontoando? Por que, se tantos de nós fazem dieta ao menos uma vez por ano, dois terços de nós estão mais pesados do que deveriam? Para mim, a maioria desses livros de dietas está cheio de promessas vazias e resultados de curto prazo. Eles nos encorajam a passar horas nos pesando, medindo e contando o que colocamos na boca. Eles nos enchem de um sentimento de fracasso e culpa. E cada livro de dietas contribui com mais uma peça para a bagunça em nossa casa, juntando-se ao nosso já crescente peso – tanto de nossas prateleiras quanto de nossos quadris! Mais livros de dieta, mais peso! – um paradoxo.

A conexão entre bagunça e peso não me ocorreu da noite para o dia. Foi cerca de um ano depois de publicar meu livro *It's all too much: an easy plan for living a richer life with less stuff*. Logo depois do lançamento do livro, comecei a tomar conhecimento de pessoas que haviam se livrado da bagunça em sua casa e vida. Nessas cartas, descobri um efeito colateral inesperado. A ligação de que eu suspeitara, mas apenas vislumbrara vagamente, tornou-se óbvia através das experiências de meus leitores. Fui inundado de exemplos reais do impacto que a bagunça tinha em todas as áreas da vida de uma pessoa – especialmente no peso.

Caro Peter,

Tenho vivido acima do peso a maior parte da minha vida adulta. É uma aflição. Perdi e recuperei peso várias vezes seguidas. Já percorri esse caminho vezes suficientes para saber que como para preencher um vazio. O que eu não sabia era que estava guardando tralhas, caixas e lembranças em minha vida pela mesma razão. Mais do que isso, as tralhas têm uma influência invisível sobre mim... como meu peso, minhas tralhas são uma aflição. E como eu lido com a aflição? Comendo, é claro!

Recentemente, li em *It's all too much* sobre organizar minha vida. Pensei que fosse descobrir como livrar-me de algumas caixas do meu porão e, finalmente, fazer algo com o *souvenir* que a minha irmã me mandou quarenta anos atrás! O que eu encontrei foi algo bem diferente. No livro, você me deu permissão para viver a vida a qual sempre sonhei. Não, mais profundo que isso: a vida que eu sabia que deveria viver.

Depois de ler seu livro, comecei pelas caixas, o armário e a garagem. Comecei a sentir-me mais leve. Literalmente. Não fiz qualquer relação com meus hábitos alimentares e, em última análise, com meu peso por algumas semanas. Mas conforme continuei trabalhando, procurando livrar-me das tralhas da minha vida, percebi que estava fazendo melhores escolhas alimentares. Não estava preenchendo cada oportunidade com uma beliscada. Meu desejo de me exercitar voltara. Sei que parece estranho, mas é verdade... Este livro acendeu uma luz que eu vinha procurando havia anos.

Eu jamais voltei atrás porque sei que – como você disse – não se trata de coisas. E não se trata de peso. Trata-se da minha vida.

Dezenas de leitores começaram a falar nas cartas, na imprensa e no rádio. Contaram-me que, quando estavam concentrados na vida que queriam levar, conseguiram libertar-se de anos de tralha. Quando se concentraram na vida que sabiam que mereciam, conseguiram libertar-se de anos de gulodice. E você também consegue.

Caro Peter,

Experimentei a maioria das dietas e investi em muitas formas de produtos e livros organizacionais. Eu pulava em cima de qualquer coisa que me parecesse ser "a resposta" ou a "chave mágica". O que eu acabei descobrindo é que meu peso e minhas tranqueiras pouco têm a ver com a comida ou com as coisas, e tudo a ver com minha visão da vida... Agora que me livrei de muitas tralhas da minha casa (estou prestes a fazer uma segunda rodada de "expurgo") que me faziam sentir mal, coisas novas, das quais gosto, apareceram. Também perdi dez quilos. Os primeiros de muitos que preciso perder, mas estou confiante que, se eu viver o "agora" – guardando apenas o que eu preciso e amo e me alimentando conscientemente – posso levar a vida que sempre quis.

Caro Peter,

Não acho que tirar a tralha de casa afeta meu peso, mas acho que viver num ambiente atolado de coisas evoca os mesmos sentimentos que envolvem meu problema de peso. Sinto as mesmas frustrações – e sentimento de profunda desesperança – quanto ao que parece um problema insuperável, em ambos os casos. Estou usando as técnicas que aprendi em *Chega de bagunça* e no seu livro para trabalhar com minha tralha material. Meus sentimentos quando caminho em casa por áreas livres de tranqueiras são difíceis de descrever. Eu me pego entrando nos cômodos sem bagunça e fico parada lá, olhando à minha volta.

Os sentimentos de não saber por onde ou como começar se aplicam à perda de peso, mas, infelizmente, não fui capaz de lidar com o lado da equação que trata do peso. Acho que, até que eu seja capaz de lidar com minhas frustrações e, especialmente com meu trabalho, vou apenas me concentrar em colocar minha bagunça material em ordem, e deixar a bagunça interna para outra hora.

Bagunça ou peso? Peso ou bagunça? Qual é a solução? Temos de nos afastar e olhar para o cenário como um todo. É um grande erro traçar linhas arbitrárias e colocar partes diferentes de sua vida em caixinhas separadas. Sua comida. Sua carreira. Seus relacionamentos. Sua agenda. Seus hábitos de compra. Sua dieta. Pense por um momento: onde você mora, o que possui, como você interage com os outros, o que come e como emprega seu tempo, tudo isso está intimamente ligado. Não se pode mudar uma peça sem afetar todas as outras.

Caro Peter,

Minha irmã mais velha se encaixa na categoria de pessoas que têm problemas tanto com a bagunça quanto com o peso. Ela foi uma criança gorducha e passou pelo efeito sanfona, fazendo dietas entre a adolescência e os vinte e poucos anos. Depois de se casar e ter filho (e de divorciar-se em seguida) ela ganhou muito peso. Durante esse tempo, sua casa se transformou num completo pesadelo. Se eu fosse arriscar uma causa para as duas coisas, eu diria que, por ter um casamento infeliz, ela se automedicava com comida e compras. O ganho de peso era cíclico, assim como as compras. Quanto mais comprava, mais lixo acumulava pela casa, chegando ao ponto de não saber mais por onde começar. Livros e lixo por toda parte, caixas vazias, coisas que seu ex-marido deixara (dez anos atrás) e das quais ela nunca se desfez. Acho que quando a vida de uma pessoa é um caos, esse caos se reflete em todas as áreas de sua vida.

Libere sua mente, libere sua relação com a comida. E, então, observe o efeito colateral que isso tem em todos os aspectos do modo como você vive. Livre-se do lixo, e, ao fazer isso, livre-se dos padrões de pensamento e comportamento que o impedem de viver a vida que quer. Se você tentar acabar com a bagunça concentrando-se nas coisas, vai falhar em se organizar. Não se trata das coisas. Se tentar perder peso concentrando-se na comida, nunca mudará seu corpo para melhor. Não se trata da comida. Primeiro, defina a vida que quer viver. Reconheça os problemas que atravancam essa visão. Selecione suas prioridades. Crie um mundo onde essas prioridades possam ter sucesso. Aprenda como honrar e respeitar a si mesmo. Quando fizer isso, a habilidade de tomar o controle de seu corpo virá em seguida.

PERMISSÃO PARA SER IMPERFEITO

Magreza não é a resposta para os problemas da vida. E a gordura não é o problema da vida. O foco do meu trabalho é ajudar as pessoas a serem honestas consigo mesmas – é aí que começa a mudança. Você está preso à noção de que pesar cinco quilos a mais é errado e pode destruir sua vida? Você precisa transformar essa idéia. Principalmente se você é um avô de 60 anos, com um colo bem macio e legal para aconchegar seus netos. Por que alguns de nós somos assim tão perfeccionistas em relação ao peso, enquanto não temos a mesma posição em relação a outras questões de nossas vidas? O que é mais importante para você? Deveria ser a felicidade pessoal, o amor, a família, os relacionamentos. Eu mesmo não estou em excelente forma. Tenho mais de 50 anos e estou confortável. Amo as pessoas em minha vida. A vida é boa. A felicidade é o ideal e deveria ser o foco das prioridades. É a chave para uma vida equilibrada e saudável.

Quando entro numa casa bagunçada, todas as "coisas" ficam em segundo plano. A pessoa ou as pessoas que moram ali tornam-se meu foco – seus sonhos, frustrações, medos e esperanças. Não ligo para o que sua balança diz. Não ligo para o tamanho que você veste. Não ligo para o seu IMC (Índice de Massa Corporal). Não ligo para nada do que você tenha colocado na boca antes. Eu me importo com a pessoa que encontro. Como você se sente? Está em paz e feliz consigo mesmo? Tem energia e entusiasmo? Está aberto para novas pessoas e experiências? Irradia autoconfiança e otimismo?

Eu me importo com o mundo onde você vive. É seguro e confortável? Você se sente ansioso por entrar pela porta da frente? Sua casa é um refúgio? Ela reflete a vida que você quer levar?

Eu me importo com o modo como você trata seu corpo. Você o respeita? Tem prazer com atividade física? Tem uma boa vida sexual? Dorme bem? É saudável? Aprecia refeições com amigos e família? Tem todas as razões para esperar viver bem e bastante?

Quero que você viva a melhor vida que puder. E quero que você decida o que é isso. Não vou lhe dizer para exercitar-se por

20 minutos, três vezes por semana. Não tenho a menor idéia se isso vai fazê-lo feliz.Você precisa procurar as respostas em si mesmo. Estou aqui para ajudá-lo a fazer isso.

Se você é gordo e feliz, meus parabéns.Você não precisa deste livro. Eu o encorajo a aceitar-se como é. A imperfeição não é um problema – a infelicidade é. A felicidade é o objetivo aqui, e uma vida longa na qual você aproveite essa felicidade. Se você está bem com seu peso e satisfeito com sua expectativa de vida, ótimo! Pode deixar este livro de lado, pegar um frapê de morangos com *chantilly* da Starbucks, com 750 calorias (não que eu esteja contando) e tirar uma folga.

Olhe para sua vida. Se você e sua família não se importam com as conseqüências do sobrepeso ou se têm uma ficha de saúde limpa, talvez você deva parar de bater na tecla dos cinco quilos a mais e aproveitar sua vida. Eu não acredito em perder peso por perder. Acredito em viver uma vida que o faça feliz. Mas, suas roupas parecem estar encolhendo e você não gosta, é hora de livrar-se desse problema.

UMA NOVA ABORDAGEM

Este não é um livro de dietas ou de exercícios. Não contém receitas ou rotinas de exercícios; existem milhares deles que você pode adquirir, e provavelmente já o fez. Entenda isso de uma vez por todas – não sou médico, nutricionista, nem fisiologista. Já existem vários profissionais preenchendo esse espaço e não quero me juntar ao frenesi. Eu sou alguém que trabalhou com centenas de pessoas para ajudá-las a conseguir uma vida mais simples, uma vida menos atravancada e com mais foco. Este livro é resultado de anos de experiência e uma grande dose de bom senso. Sei como ajudar pessoas a ganhar o controle de suas vidas e sair debaixo do "peso" do que possuem. Vi isso muitas e muitas vezes com a bagunça e acredito que o que é verdadeiro para nossa casa e nossas coisas, também é verdadeiro para nosso corpo e nosso peso. É esse paralelo óbvio entre o peso da tralha e o peso em constante crescimento dos norte-americanos que foi a força motriz por trás deste livro. Uma casa bagunçada pode ter um impacto muito negativo sobre sua vida. Estar acima do peso ou obeso também pode ter conseqüências devastadoras para você, sua família e sua vida.

Ao contrário da última dieta da moda, não estou prometendo resultados instantâneos. Se você está procurando por um kit de lipoaspiração ensanduichado entre as capas do livro pelo preço sugerido, então você veio ao lugar errado. Quer um conserto rápido? Não sou esse cara. Quero que você tenha resultados duradouros que melhorem todos os aspectos da sua vida e, acredite, isso não pode e não vai acontecer da noite para o dia.

O objetivo deste livro é simples: vou mostrar-lhe como chegar mais perto da vida que você deveria estar vivendo. Isso o ajudará a redefinir sua relação com seu corpo assim como *It's all too much* ajuda as pessoas a redefinirem sua relação com suas coisas. Sua felicidade é o objetivo. Gordo, magro, bagunçado, limpo – quero que você encontre a vida que o faz feliz. O mundo de hoje é um lugar complicado. Para muitos, está repleto de medo e incerteza. Seu peso é, na verdade, algo que você pode controlar. Se isso está no caminho da sua felicidade, vamos cuidar disso de uma vez por todas.

Você provavelmente já fez dieta e provavelmente falhou. Isso não é surpresa. A gordura, como a bagunça, pode ser devastadora. O excesso é sempre difícil de controlar – por sua própria natureza, faz você sentir-se fora de controle. Vou fornecer-lhe um plano simples e claro para lidar com a atual corrente de consumismo que nos afeta a todos. *Engordei ou minha roupa encolheu?* vai ajudá-lo a examinar como suas emoções, sua casa, sua cozinha e suas guloseimas estão contribuindo para – ou atrapalhando – a vida que você quer para si. Vai pedir-lhe que explore sua relação emocional com a comida e com o ato de comer. Vai concentrar-se em seus hábitos pessoais de compras, alimentação e exercícios para que você possa fazer para si escolhas autônomas e bem informadas. Se uma dieta saudável não se encaixa em seu estilo de vida, bem, só precisaremos mudar seu estilo de vida.

ATIVIDADE

Manter ou jogar fora suas idéias sobre dieta

Livros de dieta e revistas nos dão um milhão de dicas e truques para perder peso. Beba dez copos de água meia hora antes de comer. Carboidratos são maus. Coma apenas uma laranja por semana e perderá peso. Beba cem copos de água por dia e você nunca mais terá fome. Molho para salada faz mal. Sobremesa é fatal. Toda dieta tem sua ciência, pesquisa e teorias, seja lá o que for para apoiá-las. Eu não ligo. É tudo tralha. Quero que você se livre dela. Quero que jogue fora as regras que fez para si tão certamente quanto vou pedir-lhe, mais tarde, para jogar fora todos os maus hábitos que acumulou. É claro que se algo funciona para você e você gosta, continue fazendo. Há espaço para isso na sua vida. Mas jogue fora os truques para emagrecer e idéias que você ainda espera que sejam atalhos para a perda mágica de peso, que não dá trabalho. Chega de acessórios.

Não estou aqui para falar de comida. As chances são que você já saiba mais do que o suficiente. Pessoas gordas sabem tudo sobre comida: calorias, quantidade de açúcar, valor nutricional. Você pode ter uma relação muito íntima com a comida, mas não espere que ela seja satisfatória. A comida, como a bagunça, promete tudo, mas não proporciona nada. Este livro não se concentra na comida que você consome, é sobre a vida que você leva e como ambos estão profundamente ligados. No fim das contas, vai ajudá-lo a redefinir sua relação com o que possui, com o que come, e como vive. Ao fazer isso, vai mudar como vive sua vida.

Se você já lutou com a gordura que persegue a maioria de nós, então aqui está uma chance de olhar para ela de modo inteiramente novo. Se a dieta e os livros de exercício se mostraram inúteis para você, se quer fazer uma mudança, mas não sabe bem como, então é hora de fazer uma mudança que funcione.

Não estou dizendo que será fácil ou que isso dará resultados imediatos, mas eu ajudei pessoas em todo os EUA a lidar com o excesso de bagunça que roubou delas seu prazer e bem-estar. Juntos, podemos aplicar aquelas mesmas lições às cintas elásticas que nos assombram todos os dias! Eu garanto que se você ler *Engordei ou minha roupa encolheu?*, vai deixar para trás estratégias e técnicas e fazer mudanças duradouras na sua vida.

A solução está em suas mãos. A escolha é sua.

Capítulo 1

A vida que você leva

Qual é o peso que você suporta?

Você sabia que pesquisadores estimaram que, até 2015, três quartos da população dos Estados Unidos estará obesa ou acima do peso? Isso representa mais do que 225 milhões de pessoas gordas!

Será que sua gordura é mesmo inofensiva? Ou ela permeia todos os aspectos de sua saúde e felicidade? Use o questionário abaixo para avaliar como ela influencia diferentes aspectos de sua vida.

QUESTIONÁRIO

O peso do peso

1 - Como está sua saúde física?

A. Tenho energia na maioria dos dias e geralmente me sinto bem. Meu médico diz que eu poderia perder alguns quilos.

B. Tenho meus altos e baixos, mas sobrevivo.

C. Tenho alguns problemas de saúde. Quem não tem?

2 - Se um grupo social de que você faz parte organizasse um jogo qualquer, você participaria?

A. Eu jogaria até o fim, não importaria a minha posição em campo.

B. Eu me ofereceria para reabastecer a geladeira do evento.

C. Eu ficaria em casa. Ninguém precisaria ver meu traseiro balançando em campo.

3 - Se você ganhasse um feriado com todas as despesas pagas para ir à praia, você aceitaria?

A. Eu embarcaria no primeiro avião.

B. Eu iria e me divertiria, mesmo querendo esconder-me num disfarce e proibindo que tirassem fotos.

C. Eu trocaria meu prêmio por dinheiro vivo. Ninguém vai me ver em traje de banho!

4 - Quando teve a oportunidade de experimentar algo novo pela última vez (freqüentar aulas de dança, montar um móvel, fazer um reparo doméstico, dirigir um carro alugado), qual reação abaixo descreveria melhor sua capacidade de manter o controle da situação?

A. Não sou ágil ou talentoso, mas me viro bem.

B. Costumo ser meio atrapalhado e lento.

C. Aulas de dança? Reparos domésticos? Você deve estar brincando. Eu nem chego perto dessas coisas!

5 - Qual das seguintes afirmações descreve melhor seu relacionamento atual ou mais recente?

A. Meu parceiro ama meu corpo e/ou gosta de mim pelo que sou como pessoa.

B. Sempre procuro ficar bonito/a para meu parceiro, mas nunca tenho certeza se ele sente atração por mim.

C. Meu parceiro critica meu corpo – mesmo que ele/ela não diga nada, eu percebo.

6 - Quando se trata da minha família...

A. Passamos muito tempo juntos fazendo várias atividades – uma mistura de atividades calmas e outras agitadas.

B. Acho que nos damos bem. Assistimos muito à tevê juntos!

C. Nem sempre tenho energia para ser o pai ou a mãe que eu gostaria de ser.

7 - Qual das alternativas abaixo descreve melhor sua vida sexual nos últimos cinco anos?

A. Minha vida sexual é ativa e satisfatória.

B. Eu e meu parceiro nem sempre concordamos sobre quanto de sexo é o bastante, mas tudo bem.

C. Que vida sexual?

8 - Você gostaria de ter outra carreira?

A. Gosto do meu trabalho e das pessoas com quem trabalho. Sem queixas.

B. Não é o emprego ideal, mas paga minhas contas.

C. Sou frustrado no trabalho. Faço muitos esforços e nunca sou reconhecido. Posso até merecer um aumento ou promoção, mas isso nunca me foi oferecido.

9 - O que descreve melhor sua atitude no trabalho?

A. Sou capacitado no que faço e confio em minhas habilidades.

B. O trabalho sempre acumula e é difícil ter controle sobre ele. Está sempre prestes a sair de controle.

C. Estou fora da minha competência e mal sobrevivo aqui. Sinto o tempo todo que estão prestes a me despedir, e por que não o fariam? Outra pessoa poderia fazer esse trabalho muito melhor do que eu.

10 - Como você descreveria sua situação financeira?

A. Eu trabalho e economizo; creio que poderei me aposentar confortavelmente aos 65 anos.

B. Eu consigo me virar bem, mas deveria gastar menos.

C. Ganho para uma vida decente, mas tenho dívidas de cartão de crédito (ou outras) das quais não consigo me livrar.

11 - Quando penso na vida que estou levando...

A. Eu amo minha família e amigos. A vida não é perfeita, mas quando olho para o espelho e para minha casa, sinto-me feliz.

B. Às vezes eu não acredito que minha vida chegou a este ponto. Simplesmente não é o que eu esperava. De todas as vidas que eu poderia ter tido... não tenho a menor idéia de como vim parar aqui.

C. Não gosto de olhar no espelho e me lembrar de quem eu sou. Minha casa me deprime. Eu queria ser diferente, mas não consigo mudar.

Conte seus pontos

Se a maioria de suas respostas foi "A":

Meus parabéns! Você está em boa forma. Seu peso não o incomoda.Você está relativamente feliz com seu corpo, tanto na aparência quanto nas sensações.Você está aberto para experimentar novidades. Tem bons relacionamentos com sua família e amigos. Seu trabalho é satisfatório. Sua vida está bem próxima de ser a vida que você quer. Você precisa mesmo perder peso? Ou seria melhor que você se libertasse de algum ideal contraditório? Não há nada de errado em você continuar a se esforçar para viver uma vida ideal.Você pode usar este livro para se aperfeiçoar. Mas quero que tenha certeza de que está sendo realista e que tira prazer da vida que leva.

Se a maioria das suas respostas foram "B":

Você está no meio do caminho – não está apaixonado por sua vida, está meio confuso e inseguro, mas não está deprimido.Você está tentando lidar com um fardo pequeno, mas um tanto quanto problemático. É mais difícil mudar quando se está conseguindo dar um jeito nas coisas.Você sabe que tudo pode melhorar, mas a motivação vem mais fácil quando atingimos o fundo do poço. Por que esperar? Não se contente com uma vida mais ou menos. É hora de fazer uma mudança.

Se a maioria das suas respostas foi "C":

Seu peso está atrapalhando sua vida. As áreas de sua vida que são mais importantes para você – família, relacionamentos, emprego ou ser ousado e divertido – estão sofrendo. Mas a boa notícia é que você já admitiu que precisa de uma mudança. Depois de se concentrar no que é importante e fazer escolhas que apóiem suas prioridades, você verá que a mudança vem rápida e naturalmente.

VOCÊ NÃO ESTÁ SOZINHO

Há muitas estatísticas sobre o processo de engorda da população dos Estados Unidos, sobre o que está causando isso e os problemas que vem gerando. Mas as estatísticas não importam para os indivíduos. Conhecer os "fatos" não garante um comportamento melhor. A solução para você, para o seu problema de peso, não está nas estatísticas ou na dieta recomendada pelo governo. Não está nos rótulos de alimentos ou em cálculos de IMC. O único jeito de mudar, e mudar para sempre, é você se interessar pelo seu próprio corpo e pelo que coloca dentro dele, informar-se e assumir a responsabilidade pela gordura extra que pesa sobre você e limita sua capacidade de viver a vida que você deseja. Controlar seu peso não implica necessariamente falar em dieta, mas em decisões. Nas suas próprias decisões.

VOCÊ É GORDO – SEM DESCULPAS

Caro Peter,

O que eu faria comigo mesmo se todos esses problemas fossem resolvidos? O que eu faria se tivesse um peso com o qual me sentisse confortável? O que eu faria se não tivesse mais de tomar remédios para depressão e ansiedade?

O que eu (e minha família) faríamos se nossa casa não fosse uma bagunça completa? É meio assustador pensar nisso – eu não teria mais nenhuma desculpa. Huuummmm...

Se você tem um problema médico, é claro que deve procurar ajuda médica. Mas será que você tem mesmo um problema médico ou está indo ao consultório na esperança de transferir a responsabilidade do seu problema? Seja honesto. A verdade é que se você é gordo, você definitivamente está a caminho de ter problemas de saúde, mas muito antes que isso aconteça, você ainda tem forças para mudar o rumo das coisas. Já chega de desculpas! Dizer-lhe qual é a vida que você deve levar não é responsabilidade minha. Não tenho interesse em fazer isso. O caminho que você vai seguir é escolha sua. Mas entenda que quando fizer essa escolha, precisa aceitar as conseqüências ou encontrar outra rota.

NÃO SE ATREVA A ME CHAMAR DE GORDO!

Você já se perguntou por que estou usando a palavra "gordo" em vez de termos mais politicamente corretos, como "acima do peso" ou "obeso"? A razão é que "gordo" é uma palavra simples. É forte e direta. "Acima do peso" e "obeso", por outro lado, soam muito formais, muito científicas, muito educadas. Vamos usar palavras reais para problemas reais. Para a maioria de nós, gordura não é um problema médico... ainda. É claro, existem pessoas para quem o excesso de peso é um problema médico que requer intervenção médica. O bom senso nos diz isso. Mas o mesmo bom senso sugere que dois terços dos Estados Unidos não poderiam, em menos de uma geração, desenvolver um problema de peso que fosse um problema médico. Minha opinião é que os termos "obeso" e "acima do peso" são tão educados e científicos que afastam o problema de quem comeu toda aquela comida. No momento em que o seu peso é rotulado como um "problema médico", a única maneira de resolvê-lo é através de consultas com um especialista, com a seleção das opções de tratamentos, consultas constantes, uso de medicação e uma longa espera para a tão desejada cura. Isso não é uma crítica à classe médica. Nos Estados Unidos, a prática médica concentra-se em tratamentos, e quando você bater à porta dos consultórios, é isto que vão lhe oferecer: um comprimido, uma indicação ou uma banda gástrica. A medicina não vai resolver seus problemas. Você, sim, vai. Somos gordos. Gordos. Gordos. Gordos. A solução que você procura está muito mais próxima do que a consulta ao médico.

Talvez você se reconheça em alguma das situações abaixo:

- Não tenho tempo para fazer o que você me mandar fazer.
- Já tentei fazer dieta, mas não funcionou.
- Adoro comida e não consigo parar de comer.
- A gordura é de família. É genética. Não posso evitar.
- Trapaceio nas dietas, então elas nunca funcionam.

Essas desculpas são incrivelmente parecidas com as que eu escuto a respeito da bagunça, todos os dias. Deixe-me confrontá-las, uma por uma:

Desculpa nº1:
"Não tenho tempo para fazer o que você me mandar fazer".
A vida é um equilíbrio constante de tempo e prioridades. Nossa vida é cheia e isso é uma coisa boa. Mas quero que pense um momento no tempo que você já gastou lidando com seu peso.

- Você gasta tempo sentindo-se culpado pelo seu peso?
- Você gasta tempo na frente do espelho, trocando de roupa, porque não se sente confortável com nenhuma das roupas que você tem?
- Você gasta tempo comprando roupas porque é difícil encontrar alguma que lhe caia bem e esconda o que você está tentando esconder?
- Você gasta horas na academia tentando queimar a sobremesa extra que se permitiu comer ontem à noite?
- Você já experimentou tantos livros e programas de dieta que eles não passam de um borrão de barras de proteína e *milkshakes* químicos?
- No ritmo em que está indo, você vai passar mais tempo no médico, lidando com os problemas que seu peso acabará lhe causando?

Pense em todo o tempo que seu peso consome. Considere toda a angústia mental que ele causa. Imagine-se livre disso. Imagine ser capaz de vestir qualquer coisa do seu guarda-roupas sabendo que a aparência não pode estar tão ruim, porque você está feliz com seu corpo e seu peso. Agora me diga que não tem tempo para investir em uma alimentação saudável, a nutrição que seu corpo merece.

Desculpa nº2:
"Já tentei fazer dieta, mas não funcionou".

De acordo. Dieta não funciona. Você já conheceu alguém que era gordo, mas que resolveu o problema há muito tempo? Essa pessoa provavelmente não diz: "Fiz dieta por dez anos". Ela diz: "Aprendi a comer". Pense nisso desta maneira: se seu novo plano alimentar funcionar, é uma mudança em sua vida. Se falhar, é uma dieta.

Este não é um livro de dieta e eu não estou falando sobre você fazer outra dieta. Quase 45 milhões de americanos fazem dieta todos os anos e a maioria deles acaba se sentindo um fracasso. Pior ainda, muitos recuperam o peso que perderam rapidamente, e mais um pouco. Dietas são constantemente apresentadas como o caminho para a perda de peso, mas nossa experiência nos diz que elas simplesmente não funcionam. Parte do problema é que uma dieta é algo que você simplesmente "liga". Se você a "liga" em algum momento, terá de "desligá-la". Você não pode limpar a bagunça da sua casa uma única vez e esperar que ela fique livre de bagunça dali por diante. Estamos falando de um processo contínuo, não de um evento isolado. Você pode fazer um planejamento alimentar, viver de acordo com ele por alguns meses até atingir seu peso ideal, e depois voltar a comer da maneira como sempre comeu. Não se trata de ter uma lista do que você pode ou não comer. Sua saúde não é uma proposta do tipo "liga-ou-desliga". Para realmente mudar seu peso, você precisa mudar sua vida como um todo. Precisa mudar as escolhas que faz todo dia – como vive, como reage aos outros, como se sente, o que valoriza, o que ama, como passa seu tempo e como interage com o mundo à sua volta. Esse é o tipo de "dieta equilibrada" que trará resultados duradouros, a longo prazo. Vamos examinar sua relação com a comida e redefini-la considerando sua vida como um todo. Se você for honesto consigo mesmo, pode ter sucesso.

Desculpa nº3:
"Adoro comida e não consigo parar de comer".

Quem disse que você precisa parar de comer? Pelo contrário, quero que você adore a comida. Quero que a aprecie. E não quero que você se sinta mal depois. Existe, porém, uma diferença entre adorar comida e comer descontroladamente. Parte de se amar alguém implica a compreensão de que você também respeita essa pessoa. Não é diferente com a comida que você coloca para dentro de seu corpo. O alimento é essencial – sem ele, simplesmente não podemos continuar a existir. Respeitar e valorizar sua vida significa respeitar e valorizar seu corpo. Se você realmente ama a comida, então deve respeitar o que e como come. O que você ama é comida de verdade ou é um produto quimicamente processado, com muito sal, açúcar e gordura e pouco valor nutritivo? O que aconteceria se você substituísse esses produtos parecidos com alimentos, por comida de verdade, preparada por pessoas de verdade, com amor de verdade? O que aconteceria se você comesse com seus amigos ou familiares num lugar em que se sentisse feliz e confortável? O que aconteceria se você fosse plenamente consciente da comida que está colocando para dentro de seu corpo? Vamos ver o que acontece.

Desculpa nº4:
"A gordura é de família. É genética. Não posso evitar".

O que ouço nessa desculpa é o seguinte: "Não sou o único gordo. Minha família inteira tem o mesmo problema. Não é culpa minha, está em meus genes. Ah, então, passe mais um biscoito!" Não estou surpreso que sua família toda tenha o mesmo problema, mas isso não transforma a gordura automaticamente em um problema do seu DNA. A desculpa genética ou médica é usada com freqüência como um salvo-conduto, um jeito de se desviar da própria responsabilidade. A chance é que vocês tenham crescido comendo as mesmas comidas e, provavelmente, têm a mesma relação com a comida. O que não escuto nessa desculpa é: "Eu me alimento de coisas boas, em porções razoáveis". O que não escuto é: "Se eu mostrasse ao meu médico um diário alimentar honesto de tudo o que comi no último mês, ele diria que tive uma dieta maravilhosamente nutritiva e meu sangue reflete isso".

É claro que os genes têm seu papel. Pode ser mais difícil para você ser magro do que é para seu gêmeo malvado que usa manequim 36. Não espero que você opere milagres. Quero que você viva com a confiança de que está fazendo o melhor.

Desculpa nº5:
"Trapaceio nas dietas, então elas nunca funcionam".

É claro que você trapaceia. Todos trapaceamos! Mas encare isto: se você trapaceia na sua dieta, está mentindo para si mesmo. É um comportamento autodestrutivo e você sabe disso. Então a questão é: por que está fazendo isso? O que o transformou em seu próprio inimigo e como você pode mudar? O que está levando você a perder o controle? É hora de pensar sobre suas escolhas alimentares de outro jeito. Você veio ao lugar certo.

A GORDURA ATRAPALHA SUA VIDA

É fácil ficar gordo. Fácil como comer uma torta. Tomar um sorvete, beber refrigerantes. E comer batata frita. Fácil como as *fast-foods* em tamanho gigante e centenas de canais de televisão disponíveis ao clique de um controle remoto. Tudo o que você precisa para ser gordo é seguir o fluxo. Coma o que os anunciantes querem que você coma. Compre o que os supermercados querem que você compre. Termine o que os restaurantes colocam no seu prato. Faça o que todos fazem durante mais ou menos uma década, e meus parabéns! Você estará gordo!

É fácil ficar gordo. Mas não é tão fácil ser gordo. Gordura não é apenas uma questão de não gostar do que você vê no espelho. Lembre-se: todas as partes da sua vida estão interligadas. Sua gordura está causando algum dos problemas a seguir? A gordura está atrapalhando a sua vida?

A gordura entre você e seus relacionamentos

Sentir-se fisicamente limitado restringe sua capacidade de ser o amante, o marido, a esposa, a mãe, o pai ou o amigo que você gostaria de ser. Você tem energia para fazer toda e qualquer coisa que gostaria de fazer com seu parceiro, com seus filhos, com seus netos? Seu peso mudou significativamente desde que você e seu parceiro se conheceram? Você ainda se sente atraente? Vocês ainda se sentem atraídos um pelo outro, ou a gordura literalmente está entre vocês?

Não gosto de dizer que a gordura é feia e nem preciso dizer. A sociedade me diz isso através de centenas de maneiras negativas e freqüentemente ofensivas, em propagandas, na tevê, nos filmes, nos cartazes, nas salas de aula, nas eleições governamentais, nos bebedouros e nas praias. Se você é gordo, temo que estejam lhe dizendo isso de centenas de maneiras sutis e outras nem tanto, todos os dias. Ouvir isso de seu parceiro, ou futuro parceiro, causa danos incalculáveis à sua psique e ao seu relacionamento. Talvez pior, sentir-se infeliz com seu corpo não é bom para você ou para seu parceiro. Quando minha cliente Heather sente-se pesada, ela insiste em apagar as luzes ao fazer sexo com o marido. Será que seu parceiro vai tratá-lo com dignidade e respeito quando você mesmo não se trata assim? Sua gordura não interfere apenas em suas habilidades físicas. Ela também se projeta para dentro do relacionamento mais importante de sua vida.

ATIVIDADE

Teste de realidade

Pode ser fácil convencer-se de que um quilinho extra aqui e outro ali não é perceptível. Experimente este pequeno exercício. Coloque uma câmera de vídeo num tripé ou estante, em algum lugar privado de sua casa. Programe a câmera para filmá-lo a uma distância de aproximadamente três metros. Fique apenas com sua roupa de baixo – ou sem ela, se você for corajoso – e faça alguns polichinelos na frente da câmera.

A fita vai dar-lhe a chance de ver como seu corpo se movimenta com o peso extra que você carrega. A intenção não é humilhá-lo ou deprimi-lo. É simplesmente dar-lhe uma oportunidade de perceber objetivamente qual é sua aparência. Acredite, eu mesmo fiz isso. Pode ser um verdadeiro sinal de alerta.

Agora destrua a fita! A internet pode ser algo perigoso!

Você também pode experimentar esse exercício na frente de um espelho de corpo inteiro. Toda noite, se for necessário. Tente prometer a si mesmo que antes de abrir a geladeira, vai fazer polichinelos despido. Um teste de realidade pode ser um belo inibidor de apetite.

A gordura lhe rouba oportunidades na carreira

Se você está acima do peso, não se surpreenda se tiver problemas em conseguir o emprego que almeja. Quando se trata de ser contratado e promovido, pessoas bem arrumadas e em boas condições físicas definitivamente levam vantagem sobre seus colegas gordos. Pesquisas recentes mostram que apenas 9% dos executivos masculinos estão acima do peso. Mostram também que pessoas acima do peso podem ganhar de 10 a 20% menos do que seus colegas mais magros. A discriminação do peso em local de trabalho é mais difícil de se provar e costuma estar oculta por trás de termos sutis, mas inconfundíveis. As mulheres são o principal alvo: um estudo estima que cerca de 60% dos empregadores dizem que não contratariam mulheres obesas, ou contratariam somente sob circunstâncias específicas. O estereótipo da pessoa gorda é de alguém letárgico, preguiçoso e sem autocontrole. Esse é um grande obstáculo para qualquer candidato com problema de peso.

A gordura ameaça sua saúde mental

A triste verdade é que pessoas gordas são freqüentemente alvo de piadas maldosas, estereótipo negativos ou zombaria. Ninguém convida a garota gorda do escritório para um encontro. As pessoas que nunca contam piadas racistas ou sexistas não pensam duas vezes, porém, antes de fazer uma piada sobre gordos. É errado e cruel.

O preconceito pode empurrar uma pessoa para uma espiral descendente de baixa auto-estima, desesperança e até mesmo auto-aversão. O desespero anda de mãos dadas com a impotência, e isso leva inevitavelmente a se procurar conforto daquele jeito que se conhece: mais comida. Às vezes, a única saída para o ciclo vicioso é trabalhar sobre ambos os problemas – a bagunça e a depressão – ao mesmo tempo.

Caro Peter,

Sofro de depressão e finalmente comecei um tratamento no ano passado. O que logo percebi foi como eu havia desistido da vida. Quando olho para minha casa, vejo anos de negligência, por não ter estado presente, cuidando das coisas à minha volta. Com três crianças e um marido, os "cacarecos" podem realmente se acumular se ninguém os administrar. E percebo o mesmo em relação ao meu peso e minha saúde. Em vez de estar presente em minha vida, cuidando de mim mesma, alimentando-me de modo saudável etc., eu estava apenas existindo e comendo, e totalmente negligente em relação a mim mesma.

A casa abarrotada de bagunça e o corpo negligenciado são a causa e o efeito da minha depressão. Juntos, eles formam um círculo vicioso. Sua casa é frustrante e opressiva, seu corpo é frustrante e opressivo e é fácil "afastar-se". Um comportamento que piora tudo.

À medida que passo a ter controle sobre meu ambiente externo (minha casa), isso ajuda a sentir-me forte para cuidar melhor do meu corpo.

A gordura rouba sua saúde física

Ouvimos o tempo todo informações sobre os riscos que ser gordo representa para a saúde. Os mais comuns são diabetes, doenças do coração e derrame, mas a gordura também causa complicações na gravidez, incontinência, hérnias, azia, artrite, refluxo ácido e até algumas formas de câncer.

Mas espere, há mais. Ser gordo torna mais difícil movimentar-se, uma situação que se combina a danos nos ossos das articulações e das cartilagens. É provável que você tenha mais problemas em conseguir uma boa noite de sono devido à apnéia, ao ronco ou a outras complicações respiratórias simplesmente pela pressão nos pulmões. Será mais difícil acompanhar seus filhos, subir um lance de escadas ou tomar parte de atividades físicas que exigem esforço concentrado. A gordura atrapalha qualquer carreira que exija que você seja ativo e vigoroso. Você não precisa me contar nada disso. O fato é que a gordura afeta sua vida.

A gordura rouba sua qualidade de vida

A gordura o inibe de participar dos prazeres que a vida tem a oferecer. Pense um pouco: você já evitou ir à piscina ou à praia porque a idéia de comprar um traje de banho, que dirá de vestir um, é muito aterrorizante? Você se sente confortável numa pista de dança? A gordura causa desconforto físico: você se sente confortável num assento de avião? (Tudo bem, ninguém se sente confortável num assento de avião, mas sua gordura torna a experiência ainda pior?). Sair ou entrar no carro representa um esforço para você? Quando você planeja ir a um restaurante, você se preocupa com as cadeiras de aparência frágil?

A gordura é ruim para o orçamento

Quanto custa aos Estados Unidos ter 60% de sua população acima do peso? Estima-se que esses custos excedam os 117 bilhões de dólares anuais. Esses números representam tanto custos diretos – gastos com aumento de tratamentos e exames diagnósticos –, quanto custos indiretos – gastos com salários perdidos por incapacidade para o trabalho ou lucros perdidos devido a mortes prematuras associadas ao excesso de peso. A maioria desses custos resulta de despesas associadas a diagnósticos e tratamento de doenças cardíacas, hipertensão e diabetes do tipo 2.

Os Estados Unidos estão perdendo cerca de 40 milhões de dias de trabalho por ano devido à obesidade, estamos visitando nossos médicos 60 milhões de vezes mais do que precisamos, gastando cerca de 90 milhões de dias confinados à cama. Com o impacto disso sobre o sistema médico, não é de se admirar que você tenha de esperar mais de uma semana por uma consulta! Tudo isso porque somos simplesmente gordos demais.

Um estudo recente sugeriu que os custos médicos anuais de uma pessoa obesa são quase 40% maiores do que os de uma pessoa de peso normal. Esses custos já ultrapassaram os problemas de saúde relacionados ao fumo.

A VIDA QUE VOCÊ ESTÁ LEVANDO É QUE ESTÁ O DEIXANDO GORDO

Se você ficar parado na frente de um ônibus em movimento, vai se machucar. Se você se sentar na frente da tevê toda noite, das 19h30 até o jornal das 23h, tomando refrigerante e comendo *fast-food*, você será gordo. Ponto final. Fim da história. Não quero ouvir falar de problemas hormonais, ossos grandes ou supercélulas de gordura herdadas geneticamente. Suas escolhas têm conseqüências. Não existe cura mágica. A comida não é uma força mágica do mal, com poderes hipnóticos, contra a qual não temos forças. A comida é deliciosa. Ela nos dá energia. Comer é prazeroso. Deveria nos dar prazer, prazer que compartilhamos com nossa família e amigos. Não estou aqui para lhe dar receitas de frango de baixa caloria e instruções de como fazer uma salada. Você sabe tanto quanto eu o que constitui uma dieta saudável: muitas frutas e vegetais frescos, um pouco de proteína de carne magra, alguns grãos integrais. Vamos lá, você precisa mesmo que eu ou que outro livro de dieta ensine isso a você? Acho que não. Sabemos como comer direito, mas não comemos. Por quê?

Você é vítima da mesma cultura de tralhas e excessos que o resto de nós, mas isso não o livra da própria responsabilidade. A vida que você está escolhendo viver está o deixando gordo. Ninguém está forçando você a enfiar batatas fritas na boca. Ninguém está insistindo para que você limpe seu prato (ou não deveria estar!). Já é hora de você se mexer, retomar o controle e dirigir sua própria vida. Você tem o poder de tomar decisões alimentares saudáveis e saborosas. Mas você abriu mão desse poder para fabricantes de *junk-food*, que nos deixam a todos loucos por guloseimas adoçadas quimicamente e nulas em termos nutricionais; para uma sociedade que considera a gordura um problema que só os médicos podem resolver; para todas as dietas milagrosas que você quer que resolvam seus problemas instantaneamente e sem esforço. Mais do que tudo, você abriu mão do seu poder em favor de maus hábitos.

Já conversei com inúmeras pessoas que entram e saem, entram e saem de dietas. Elas perdem o peso que querem perder, vivem desse jeito por um tempo, depois o peso volta sorrateiramente e elas voltam a fazer dieta. Entrar e sair de dietas tem a ver com ganhar e perder o controle sobre o que você come – tem a ver com fazer e não fazer as melhores escolhas para você. Você vai mesmo fazer dieta pelo resto da vida? Não. Em vez disso, você precisa fazer escolhas positivas e ativas sobre o que vai comer todos os dias, até morrer. (E as chances são de que quanto mais controle você tiver, mais você vai viver). Da mesma maneira que as pessoas podem derrotar o enorme peso dos "cacarecos" em suas casas, você pode derrotar o teimoso peso extra em seus quadris. Pode ser feito, mas é você quem tem de fazer.

A TRALHA ENGORDA, A GORDURA ATRAVANCA

A tralha material também engorda

Os livros de receita que ocupam o balcão da sua cozinha, deixando-o sem espaço para preparar e cozinhar refeições saudáveis, engordam você. As roupas de magro que você espera que voltem a servir um dia também o engordam. As roupas folgadas por trás das quais você se esconde o estão engordando. A garagem cheia de equipamentos de ginástica não usados engordam você. As caixas de lembranças que o fazem viver em outra época o engordam. As prateleiras de guloseimas cheias de alimentos desorganizados também o engordam. Até a mesa de jantar coberta de correspondência engorda você.

Eu disse antes e vou dizer de novo: a bagunça atrapalha a vida que você quer ter. Torna mais difícil respirar. Torna mais difícil movimentar-se. Torna mais difícil enxergar com clareza. Torna mais difícil concentrar-se e permanecer motivado. Você precisa limpar o lado de fora para limpar o lado de dentro.

Juntar cacarecos é um hábito. Pode ser um hábito passivo – você deixa a correspondência se acumular – assim mesmo, é um padrão que você precisa quebrar. Em *It's all too much* eu explico como quebrar esse padrão lidando com as questões fundamentais ao remover a tralha. Mas é uma questão de o que vem primeiro, o ovo ou a galinha? Você precisa esclarecer suas prioridades para fazer escolhas e livrar-se dos cacarecos. Porém, conforme seu espaço se torna aprazível e livre da bagunça, é mais fácil enxergar suas prioridades e fazer as escolhas certas: primeiro o ovo, depois a galinha. Estou aqui para ajudá-lo a descobrir as questões fundamentais ao mesmo tempo em que limpa seu comportamento.

Sim, a bagunça atrapalha seus relacionamentos, sua carreira, seu senso de plenitude, sua felicidade. Mas a ligação entre a bagunça física e o ganho de peso parece ser particularmente forte. Quanto mais atravancado é o seu espaço, mais peso você ganha. Quanto mais você engordar, mais tralha se acumulará. E conforme você for limpando, o peso desaparecerá. E quando o peso diminuir, você terá mais energia e assumirá o controle do seu espaço. É um ciclo de tralha-peso.

Caro Peter,

Quando me apego aos cacarecos, normalmente estou desmotivado e adiando tudo, portanto, não estou me exercitando regularmente e, provavelmente, me refestelando em guloseimas, em resposta à pilha de papéis empilhando-se na minha mesa! Então, dois ou quatro quilos se acumulam. Eu me livro das tralhas, assumo o controle da minha vida de novo, sinto mais vontade de me exercitar e menos vontade de lambiscar.

...Aí, o peso volta, sorrateiramente. São ciclos longos e graduais, com cerca de cinco anos. Como por razões emocionais e não físicas, pois, para mim, guardar cacarecos representa emoções e/ou pensamentos dos quais não consigo me livrar.

Tralha emocional engorda

Do mesmo modo que o ato de juntar cacarecos está ligado a questões fundamentais, você tem hábitos alimentares ligados a certos gatilhos emocionais: uma época ou lugar em que você faz muitas autoconcessões, uma emoção que você alimenta com comida, uma necessidade de gratificação ou conforto instantâneo, ou o desejo de recompensar-se por uma realização, o sentimento de que você merece uma guloseima depois de um dia difícil. Você tem o hábito de satisfazer essas emoções comendo coisas que sabe que são ruins para você – ou saberia, se parasse para pensar nisso. É o mesmo ciclo tralha-peso que eu vejo na bagunça material. Conscientize-se de sua bagunça emocional e encontre novas maneiras de lidar com ela, e a gordura vai desaparecer. Conforme a gordura desaparece, você vai descobrir que controla melhor suas emoções. Assim que você deixar que suas emoções – sejam elas depressão, exaustão, raiva ou prazer – tomem as decisões alimentares por você, o peso vai voltar, e o peso extra vai levá-lo a mais depressão, exaustão e raiva, e não à alegria. Vou mostrar-lhe como identificar seus gatilhos emocionais e como formar novas associações para poder quebrar o hábito alimentar emocional.

É hora de classificar esses hábitos e fazer uma faxina pessoal. Faxina geral. Hora de limpar à sua volta e quebrar hábitos que o desviam para a direção errada.

Suas escolhas têm conseqüências. Toda vez que você saca seu cartão de crédito para comprar outro par de sapatos ou brinquedo de coleção, está optando por levar aquele item para sua casa, para ser somado ao seu problema de bagunça. Toda vez que você morde um bocado, está escolhendo colocar esse pedaço de comida para dentro de seu corpo, para somá-lo ao seu problema de peso. Mantenha isso em mente: cada gomo de gordura em seu corpo veio de algo que você escolheu colocar na boca. E cada quilo que desaparece se vai devido a uma decisão que você tomou.

Uma das maiores lições que aprendi ao ajudar pessoas a desatravancar a vida é que cada um de nós é mais forte do que pensa, e o compromisso inicial que você faz é o passo mais difícil para a mudança. Esta é a sua vida. É a única que você tem. Se você não estiver feliz e satisfeito, é um problema seu e você pode resolvê-lo. Vou apenas separá-lo em passos simples para você. Vou ajudá-lo a ver o que você quer e como conseguir. Eu não saberia contar uma caloria se minha vida dependesse disso. Na verdade, eu provavelmente conseguiria, nas não vou me incomodar porque não é esse o *xis* da questão.

ORGANIZAÇÃO PARA UMA VIDA SAUDÁVEL

A mudança do caos para a calma não é impossível. Quando se trata de desentulhar casas, eu me vejo dizendo às pessoas sempre as mesmas coisas, repetidamente. O bom senso e a confiança em seu "eu interior" devem ser seus guias. O mesmo serve para a perda de peso.

PRINCÍPIOS DA TRALHA

1 - Desentulhar sua casa é o primeiro passo para você viver sua vida ideal.
2 - Imagine a vida que você quer e agarre-se a essa idéia, coloque-a em sua cabeça enquanto trabalha no processo.
3 - Descubra qual é o seu objetivo para um determinado cômodo. Se um objeto não serve a esse objetivo, livre-se dele.
4 - Se você não usa, não veste ou não tem espaço para uma coisa, livre-se dela. É tralha.
5 - A tralha não apareceu da noite para o dia e não vai desaparecer da noite para o dia.
6 - Viva firmemente no presente, não no passado nem no futuro. Se você está se apegando a coisas que não usa, descubra por quê. Memórias? Esperança? Lembrança? Medo?
7 - Divida a organização em tarefas pequenas e administráveis.
8 - Se você não fizer da organização um meio de vida, os cacarecos vão voltar a se acumular em sua casa.
9 - Organizar ajuda você a identificar o que é importante e a fazer escolhas baseadas nessas prioridades.
10 - Reconheça e celebre cada espaço que ficou livre. Isso irá motivá-lo a continuar.

O que eu digo às pessoas é simples: você não pode colocar 160 metros cúbicos de cacarecos em 90 metros cúbicos de espaço. Você só tem o espaço que tem. Se você apenas trouxer coisas para sua casa e não tirar nada, mais cedo ou mais tarde não terá mais espaço. Se você não usa, mas ama e respeita alguma coisa, não há lugar para ela na sua casa. Só porque alguém lhe deu algo não significa que você tenha de guardar. Você deve respeitar os limites do espaço físico que tem, porque, se não o fizer, o espaço não pode funcionar e sua capacidade de discernimento se perde. Nada disso é novidade e nada do que recomendo é mágico: é só o bom e velho bom senso.

Você não pode perder peso se sua casa está fora de controle. Se sua casa não é acolhedora, você não quer passar tempo nela e, certamente, não se pode esperar que você aprecie fazer as refeições ali. Da mesma maneira que você deve respeitar os limites do espaço físico que tem, deve respeitar os limites do seu corpo. Se você consumir uma quantidade não-saudável de alimento, seu corpo vai deixar de ter boa aparência e de funcionar da maneira ideal. Vamos olhar para a mesma lista de princípios da tralha novamente, desta vez, substituindo tralha e organização por peso e perda de peso.

PRINCÍPIOS DA COMIDA-TRALHA

1 - Imagine a vida que você quer e agarre-se a essa idéia, coloque-a em sua cabeça enquanto trabalha no processo.
2 - Organizar onde, como e o que comer é o primeiro passo em direção à conquista de seu novo corpo.
3 - Descubra qual é o seu objetivo para seu corpo. Se um alimento não serve a esse objetivo, não coma.
4 - Se não é saudável e não faz parte de seu planejamento alimentar, não coma. É porcaria.
5 - A gordura não apareceu da noite para o dia, e não vai sumir da noite para o dia.
6 - Viva no presente, não no passado ou no futuro. Se você está comendo por razões emocionais, descubra por quê. Raiva? Desespero? Conforto? Medo?

7 - Concentre-se em apreciar a próxima refeição. Não deixe que um erro o faça desistir.
8 - Se você não fizer da alimentação consciente um modo de vida, a gordura voltará a se acumular.
9 - Separar um tempo para planejar suas refeições ensina-o a identificar o que é mais importante para você e a fazer escolhas baseadas nessas prioridades.
10 - Reconheça e celebre cada refeição que você apreciar. Isso irá lembrar-lhe das ótimas coisas que o alimento proporciona, além da simples comida.

A matemática do peso é a mesma da tralha: você só pode ter os livros que cabem nas suas prateleiras ou as camisetas que caibam penduradas com folga em seu guarda-roupas; se você comer mais calorias do que seu corpo precisa, elas serão acumuladas na forma de gordura. De todas as suas posses em casa, seu corpo deve ser o mais valorizado. Tratar seu corpo com dignidade e respeito significa que você está tratando a si mesmo com dignidade e respeito.

Novamente, o que estou dizendo não é nada de novo e não é mágica, mas se você viver segundo esses princípios, perceberá mudanças reais.

Não vou dizer-lhe, refeição por refeição, que alimentos você deve ou não deve colocar em seu corpo. Depois de todas aquelas dietas fracassadas, isso deve ser um alívio para você. O alimento é parte da equação – tem de ser. Então, sim, vou pedir-lhe que tome decisões sobre o que entra em seu corpo. E, sim, vou pedir que você se livre de alguns alimentos que estão entulhando seu armário. Mas não vou mandar que você coma um quinto de uma clara de ovo às seis da manhã, tomando uma bebida protéica e pulando para cima e para baixo. Em vez disso, vamos trabalhar em assumir o controle de sua vida, particularmente da parte relacionada ao seu peso.

Organização é controle, e essa é a chave para uma vida saudável. Organize sua casa e pare de sentir-se estressado e sobrecarregado. Organize suas refeições e não coma comida por entrega ou pizza congelada só porque é mais prático. Se você não tomar decisões conscientes, o mundo dá um jeito de obter o controle e fazê-las por você. E o mundo em que vivemos favorece a tevê, o açúcar, a gordura, o sal, a inatividade e uma miríade de outras opções causadoras de gordura.

É hora de começar a fazer escolhas pessoais. Escolhas que façam sentido para você. Agora, juntos, vamos começar a tomar decisões de novo. Vamos tomar o controle. Vamos nos organizar. O processo é simples. Eis como funciona:

1 - A vida que você deseja

Quando ajudo as pessoas a limparem suas casas, não começamos falando sobre o que jogar fora. Falamos sobre o que importa. Seu corpo é como sua casa. Vou pedir que pense sobre sua vida, descubra com o que ela se parece hoje, e como você quer que ela seja no futuro. Vamos definir a lacuna entre a vida que você vive e a vida que você quer. Redefinir a si mesmo e seus objetivos é o primeiro passo em direção a um novo começo. Em vez de escolher um peso ideal e se concentrar na balança, você vai traduzir seu peso ideal em objetivos tangíveis – como você quer se sentir e o que quer fazer. Ao fazer isso, você se coloca num caminho que é muito mais cheio de significado do que um número de três dígitos numa balança.

2 - As emoções que você enfrenta

Comemos porque somos humanos. Precisamos de calorias para viver. A certa altura, comemos demais porque inventamos comidas com açúcares processados e gorduras saturadas em quantidades que não são encontradas na natureza. Mas para a maioria de nós há um componente emocional em comer demais. Não conseguimos reunir forças para fazer escolhas sobre o que colocamos em nossos corpos. Vamos explorar essas questões e vou sugerir maneiras de você romper esses hábitos emocionais.

3 - O lar onde você mora

Lembra-se do ciclo tralha-peso? Se seu lar, onde você passa grande parte do seu tempo, está fora de controle, como você pode esperar ter controle sobre suas decisões alimentares? Já escrevi um livro inteiro sobre desentulhar sua casa, mas aqui vamos analisar especificamente a bagunça engordativa de sua casa e limpá-la, para que você tenha mais espaço e clareza para redefinir a relação com seu corpo.

4 - A cozinha que você tem

É impossível preparar alimentos saudáveis e apreciá-los se sua cozinha não é um lugar agradável de se estar. Vou guiá-lo em cada passo para transformar sua cozinha, seus armários e sua geladeira nos motores que impulsionam sua nova abordagem de vida.

5 - Os alimentos que você armazena

A seguir, vamos aprender a planejar. Planejar pode lembrar um monte de listas e tabelas, mas o que realmente significa planejar é descobrir o caminho em direção aos nossos objetivos. Já usou a internet para mapear uma rota de trânsito? Então você sabe que planejar economiza tempo. Vamos falar sobre descobrir tempo onde parece não haver nenhum, planejando refeições e decidindo o que comprar para prepará-las.

6 - As refeições que você prepara

Comer bem não implica apenas planejar refeições saudáveis. Você precisa separar algum tempo para essas refeições. Torne-as ricas e satisfatórias. Aprecie o ritual de preparar e comer seu alimento, seja comendo sozinho ou com outras pessoas.

Se você não aprender a fazer isso, ainda estará procurando por satisfação rápida e calorias sem valor nutricional.

7- A vida que você vive

Tudo está interligado. Você nunca perderá peso se sua vida for atravancada, estressante ou insatisfatória. Olhe para todos os aspectos de sua vida, particularmente para seus hábitos de exercícios, para incentivar a energia que você tem para organizar uma dieta saudável.

8 - Os desafios que você enfrenta

Mesmo que você consiga preparar refeições saudáveis em casa, isso pode desmoronar quando você se aventurar no mundo real. Vamos identificar as situações de alto risco que disparam o excesso de consumo de comida não-saudável, e lhe daremos as táticas de como evitar ou derrotar tentações.

9 - O sucesso do qual você se beneficia

Finalmente, vamos falar sobre o sucesso e como sustentá-lo. Isso não é uma dieta. É uma abordagem completa de vida. Se você quer ter um peso saudável pelo resto da sua vida, vai ter de fazer mudanças permanentes para apoiar, encorajar e cultivar esse peso. Vamos estabelecê-las de uma vez por todas.

CHECK-LIST DO CAPÍTULO 1

- Tenha sempre em mente o teste sobre o peso do peso.
- Pare de inventar desculpas.
- Faça um teste usando a sua realidade: faça polichinelos em frente a uma câmera de vídeo.

Capítulo 2

A vida que você deseja

Escolha sua própria aventura

A única pessoa que pode criar a vida que você deseja é você mesmo. Goste disso ou não, nenhum cavaleiro de armadura brilhante vai aparecer para melhorar a situação para você. Seu destino está em suas próprias mãos. Se você está infeliz com a vida que leva ou insatisfeito com o corpo que tem, então, deve mudar, e eu gostaria de ajudá-lo. Quero que você viva a melhor vida que puder. A gordura é opressiva e é impossível ignorar isso. Como a tralha, ela literalmente atrapalha seu caminho. Eis como limpar a estrada.

Este não é um programa de perda de peso comum. Não começamos com medição de cintura, porcentagem de gordura corporal ou balanças. Quando você se concentra nos números, está tentando solucionar o problema errado. Em vez disso, vamos começar com você! Vamos nos sentar, dar um tempo e refletir sobre as coisas. Isso parece vago agora, mas fique aqui comigo. Pegue o exemplo de uma de minhas leitoras – vamos chamá-la de Judy – que vive em um apartamento em Falls Church, Virginia. A tralha que preenchia seu apartamento sempre pareceu insuperável. Mas ela deu uma virada quando decidiu sentar-se e pensar no propósito de cada cômodo de seu apartamento. Pensar sobre sua vida, decidir o que ela queria e ter um plano: isso tudo ajudou Judy a mergulhar no trabalho e não demorou muito para que ela percebesse as mudanças.

Caro Peter,

Tive um momento de "ahá!" quando você disse "decida o propósito do cômodo primeiro, antes de desentulhar qualquer coisa". Aquilo me tirou o medo e a frustração na mesma hora. De repente, relaxei e percebi que enfiara

30 anos ininterruptos de tralhas em meu apartamento, e que fizera pouco além disso. Coloquei o que eu queria em cada área do meu apartamento – coisas como querer minha mesa de jantar na frente da sacada porque tenho uma vista adorável, e minha mesa de trabalho no lugar em que a mesa de jantar ficava antes.

Na sexta-feira limpei o banheiro e acrescentei uma nova cortina de box, tapetes etc. Também limpei minha cozinha – degelei e esvaziei a geladeira, restaurei os armários e o piso, e desembalei louça, utensílios e copos. Em dois dias, executei mais trabalho em meu apartamento do que havia feito em décadas.

Organizar e desentulhar tiveram um benefício colateral imediato para Judy. Depois daqueles primeiros dois dias de faxina, ela subiu na balança e notou que havia perdido "três quilos em dois dias". Ela trabalhara tão duro e com tanta concentração que não tivera tempo para beliscar. Mas ela não estava esperando resultados de curto prazo. Seus esforços para limpar a casa influíram diretamente em seus objetivos de perda de peso. Agora, porque sua cozinha limpa era finalmente um lugar agradável para preparar e guardar os alimentos, ela não saía mais para restaurantes e lanchonetes com tanta freqüência. Ela até percebeu que tinha espaço para uma área de exercícios.

O ponto de partida para a mudança é sua imagem mental da vida que quer levar. É aí que nos concentraremos. É hora de um começo novo. É hora de reinventar sua própria vida.

COMECE GRANDE — DEFINA SUA IMAGEM MENTAL

Todos os aspectos da vida estão interligados – como agimos, o que temos, onde moramos, o que colocamos em nosso corpo. Você não pode lidar com a gordura em seu corpo se está preso a uma casa oprimida pelo peso das coisas que você tem. Para lidar com seu próprio peso, você precisa abrir espaços à sua volta, para que seu mundo fique mais leve. Se a tralha e a desorganização ainda são uma pequena parte de sua vida, é aqui que começa o trabalho.

PRINCÍPIO DA COMIDA-TRALHA

Imagine a vida que você quer e mantenha essa idéia em sua mente ao trabalhar no processo.

IMAGINE A VIDA QUE VOCÊ DESEJA

Muito poucas coisas na vida são em preto e branco. Isso é verdade tanto para problemas de peso quanto de bagunça. Minha experiência, e a de muitas pessoas com quem trabalhei, é que a tralha e o peso estão intimamente ligados. Não posso dizer-lhe cientificamente quanto um influencia o outro, mas em minha experiência, muitas, muitas pessoas que lutam com seu peso também lutam com o equilíbrio em outras áreas de sua vida – mais freqüentemente onde outra forma de compra ou de consumo esteja envolvida. Já recebi centenas e centenas de e-mails de pessoas falando sobre a ligação que percebem e experimentam entre a tralha e o peso; tantas que eu não acho que seja coincidência.

Então, de volta a você. Esqueça a comida por um momento e trabalhe nisso comigo – mesmo que pareça bobo ou pouco realista. Vamos primeiro olhar para um tipo de excesso em sua vida: a tralha em sua casa.

Esse é o nosso ponto de partida. Dê uma pausa por um momento e pense de verdade sobre essa questão: *Qual é a vida que desejo viver?*

Não posso pensar numa pergunta que tenha mais impacto na vida das pessoas com quem trabalhei. A vida nunca é perfeita, mas todos temos visões únicas da vida que gostaríamos de ter. Quando a tralha preenche sua casa, ela não apenas bloqueia seu espaço, mas também bloqueia sua visão – literal e metaforicamente. Com cada novo cliente redescubro que, a certa altura, as pessoas param de enxergar a bagunça – mesmo quando não conseguem enxergar nem por cima dela! Elas se movimentam como se a tralha não estivesse ali. Fazer essa pergunta é um jeito de levá-lo para além da tralha, da bagunça, da falta de organização, a olhar para sua vida de uma nova perspectiva: como você imagina seu lugar no mundo. "Qual é a vida que eu quero?" Essa é uma pergunta simples que quase nunca nós fazemos.

Da pergunta: "Qual é a vida que eu quero?" surge um leque de perguntas relacionadas, sobre as quais é preciso ponderar seriamente. Nessa sua vida imaginada, como você passa seu tempo? Qual é sua aparência? Como você se sente quando está em casa? Qual é a aparência do seu lar? Qual é a aparência dos cômodos? Como é sua carreira? Como você se sente ao acordar de manhã? O que você come? Como passa seu tempo? Qual é sua rotina diária? O que você é capaz de realizar com facilidade, fisicamente falando? O que você realiza em sua casa? Você se enxerga forte, bem-sucedido e organizado? Como são seus relacionamentos na sua vida imaginada? Você imagina uma família rica, em que todos saem juntos? Como você interage? Como relaxa? Como se diverte? O que você faz ao chegar em casa, à noite? Para que você vai para casa? Você espera um dia encontrar o perfeito equilíbrio entre trabalho e casa, estímulo e calma?

Com o que se parece essa sua vida ideal? Definir sua visão para a vida que quer é o começo da decisão do que tem valor para você e do que você precisa se desfazer.

ATIVIDADE

Defina uma visão para a vida que deseja viver:

Palavras que descrevem a vida que deseja viver:

____

____

____

Descreva como seria sua vida ideal:

____

____

____

Essas são questões que a maioria de nós não costuma se fazer. Aceitamos como somos e achamos difícil imaginar as coisas de outra maneira. Claro, de vez em quando, algo dispara uma resposta em nós e tentamos mudar uma ou outra parte de nossa vida. Levantamos mais cedo para nos exercitar – pelo menos por uma semana. Paramos de comer carboidratos – até sairmos para jantar fora e não conseguirmos evitar devorar os pãezinhos. Jogamos fora a correspondência da mesa da cozinha – mas deixamos na bancada até decidirmos o que fazer com ela. Nossas intenções são boas, e o primeiro passo é dado com entusiasmo, mas a continuação... bem, todos nós conhecemos a continuação.

Mudar é difícil. É mais fácil deixar as coisas como estão do que entrar em ação. Isso é particularmente verdadeiro se você está oprimido por um sentimento de fracasso por não ser capaz de alcançar os objetivos que traçou para si mesmo. Bem, chegou o dia em que tudo isso vai mudar! Pode levar algum tempo e um pouco de reflexão séria para imaginar a vida que você quer viver. Os detalhes podem demorar a vir à sua mente. Não se preocupe, isso não é incomum. A maioria de nós não tem o hábito de dedicar um tempo para contemplar os detalhes de uma realidade imaginada. Mas ter uma imagem totalmente formada de sua vida ideal é a chave para fazer progressos e fazer valer o investimento de algum tempo em silêncio. Dê algum tempo para si mesmo para pensar de verdade no que quer da vida que você leva.

O SEU EU IDEAL

A tralha pode roubar o prazer e a felicidade a que você tem direito. O mesmo pode ser verdade quando se trata de um corpo fora de forma ou acima do peso. Quando você imaginar a vida que deseja, não pense em seu corpo como um número na balança. Pense em alcançar um sentimento de felicidade e bem-estar. Pense em como se sente, como vai passar o seu tempo, o que pode realizar, e como pode interagir com quem está à sua volta. Sua vida é muito mais do que a medida de sua cintura – mantenha isso em mente enquanto trabalha para desenvolver o sonho mais completo e ambicioso de quem você pode ser.

Imagine não apenas o que você tem, mas o que você é. Imagine seu corpo. Com que se parece esse corpo que você tem? Como ele se sente, por dentro e por fora? Como ele funciona? O que ele consegue realizar? Como ele se relaciona com os outros? Quando estiver trabalhando em sua próxima atividade, pense no que é felicidade para você. Não presuma que ser magro vai consertar tudo. Culpe seu peso pelos problemas que ele realmente causa e assuma a responsabilidade de resolver esses problemas. Entretanto, seja razoável quanto ao que você pode conseguir. Você pode fantasiar sobre correr uma maratona, e isso é ótimo. Fique à vontade. Mas não faça disso um objetivo para seu eu ideal a menos que você realmente precise correr maratonas para ser feliz.

ATIVIDADE

Imagine seu eu ideal

Como as seguintes "partes de mim" seriam em meu eu ideal?

Casa:________________________________

Saúde:_______________________________

Emoções:_____________________________

Relacionamentos:_______________________

Carreira:_____________________________

A distância entre o real e o ideal

Imaginar o corpo que você quer pode ser difícil. É fácil escolher seu ator de cinema ou modelo favorito e dizer: "Jennifer Aniston. Quero o corpo dela", ou ainda: "Aquele cara do comercial de cuecas – é aquele tanquinho que eu quero ter". Mas vamos lá, sejamos realistas. Você não pode competir com fama e fortuna. Em vez disso, pense em termos de como seu descontentamento com seu corpo afeta a forma como você vive no mundo. Você vem se escondendo atrás de roupas folgadas e feias? É assim mesmo que você quer viver? O que você quer vestir? E não me diga que quer ser modelo de biquínis. Todos somos insultados por esses estereótipos mais do que podemos suportar. Já chega! Em vez disso, concentre-se em ser o melhor que puder. Como se parece essa pessoa?

Caro Peter:

Eu quis ser magra durante toda minha vida. Crescer com uma mãe me dizendo que eu era gorda, mesmo eu não sendo, e numa família por vezes violenta, me levou a ter todos os tipos de apego emocional pela comida. Mas tornou-se muito claro nesta minha nova casa desobstruída, que já era hora de me sentir tão bem em relação ao meu corpo quanto me sinto bem agora em relação à minha casa. Veja o que comecei a adicionar às minhas meditações: relaxar todas as células do meu corpo, libertando-me de tudo o que eu realmente não preciso para poder sobreviver, viver uma longa vida, e manifestar meu propósito nesta existência. Criei um quadro visual da aparência que eu quero – tenho 1,61m e há três semanas pesava 92 quilos! Agora estou com cerca de 87 quilos e pela primeira vez achando mais fácil me alimentar adequadamente, entendendo por que a comida era instintivamente reconfortante e me livrando de tudo o que eu não preciso de verdade. À idade de 55 anos, eu provavelmente não quero mais pesar os 61 quilos que eu tanto queria antes. Isso poderia me deixar com pelancas demais. Mas tenho essa confiança e tranqüila crença de que vou desatravancar e finalmente revelar meu verdadeiro EU que escondi com comida durante a maior parte da minha vida. O estímulo de limpar/selecionar/viver com leveza definitivamente me inspirou a alcançar o mesmo entusiasmo em relação ao meu corpo e à minha aparência.

Se você quer mesmo mudar, precisa ter a imagem clara de um objetivo realista. Escolha objetivos razoáveis e comprometa-se a alcançar sua visão. Vamos falar mais de que objetivos fazem sentido.

Como saber seu peso ideal?

Todos nós já ouvimos, falamos ou pensamos uma vez ou outra: "Preciso perder cinco quilos". Ou: "Preciso caber nestes jeans". Ou: "Vou começar a ginástica na segunda-feira". Ou ainda: "Chega de pão – para sempre!". Todos temos fixação por perder peso, mas você já parou para se perguntar por quê? O que exatamente menos peso vai lhe proporcionar? O que você espera de fato em ser magro? O que você imagina de diferente em sua vida com o peso ideal que está procurando?

Seu corpo saudável e em forma deve ajudar a criar a vida que você imagina para si. Deve colocá-lo no caminho em direção aos seus objetivos. Em vez de balanças, tabelas e conselhos de especialistas, imagine essa vida. Agora experimente isso. Em vez de pensar num peso "de sonho" ou no número de quilos a perder, imagine o que você poderia fazer de diferente com seu peso ideal.

Deixe-me ajudar um pouco. Considere estas características em seu eu ideal: você tem relacionamentos baseados em confiança e respeito mútuo; tem um peso saudável, que consegue manter; estabeleceu padrões alimentares regulares e sadios; sua agenda lhe dá tempo para perseverar em atividades que você aprecia; exercício regular faz parte de sua rotina diária; o medo não governa sua vida; tem um equilíbrio entre os aspectos social, espiritual, psicológico e físico de sua vida; aceita e ama a pessoa que você é.

A seguir estão alguns objetivos que pessoas que visitaram meu site compartilharam comigo:

EXEMPLOS DE OBJETIVOS PARA MEU CORPO IDEAL

Com meu corpo ideal serei capaz de:

- Ir à padaria sem perder o fôlego.
- Caber bem numa poltrona de avião.
- Sentir-me bonito/elegante ao me levantar.
- Andar pelo quarteirão com meus netos.
- Olhar para minhas fotos sem sentir vergonha.
- Subir escadas sem ficar sem ar.

- Deixar de sentir dor nos joelhos.
- Parar de tomar remédios para pressão alta relacionada ao peso.
- Usar traje de banho sem me sentir desconfortável.
- Colocar a camisa para dentro da calça e usar um lindo cinto sem que minha barriga caia por cima!
- Caminhar pela rua sem sentir faltar de ar.
- Deixar de encarar o espelho e meu guarda-roupa como inimigos.

Agora que você já viu os objetivos alheios, vamos ouvir alguns dos seus próprios objetivos:

ATIVIDADE

Estabeleça objetivos para seu corpo ideal

Com meu corpo ideal serei capaz de:

____

____

____

____

Concentre-se em alcançar as coisas que criam felicidade e bem-estar em sua vida. Seu objetivo não é um número mágico, mas um peso que possibilite que você viva a vida como quiser.

Você é quem você é: uma dádiva que deveria ser celebrada. Aceitar quem você é, é parte fundamental do esforço para se encontrar a felicidade. Esse pode ser um verdadeiro desafio numa sociedade que diz que para ser feliz você precisa ser magro, ter muito dinheiro, dentes perfeitos e dirigir o carro do ano. Concentre-se na imagem de um eu ideal. Essa imagem deve ser definida pelo melhor que você pode ser. Olhe para dentro de si e explore o que é possível. Alcançar seu objetivo irá envolver mudança e sacrifício, mas você consegue. Tenho visto inúmeras pessoas alcançar seu ideal em sua casa, seu corpo e sua vida, e sei que você também consegue.

NÃO DEIXE QUE A GORDURA ATRAPALHE

Quando ajudo pessoas a se livrarem de tralhas sentimentais, lembro a elas que objetos não são memória. Da mesma maneira, você não é sua gordura! Mesmo que você já tenha sido identificado como uma pessoa que está acima do peso durante a maior parte de sua vida, mudar é possível. A mudança e o desconhecido são assustadores. Para alguns, só pensar em mudar pode causar um efeito paralisante que os impede de empreender qualquer ação. O medo da mudança também pode se relacionar com o medo do fracasso – você já tentou perder peso tantas vezes e fracassou todas elas. Por que passar por todo esse exercício inútil outra vez? Entenda que esse sentimento não é incomum nem raro. Fomos levados a acreditar que as pessoas podem mudar seu peso com facilidade – elas fazem isso o tempo todo em comerciais, em *reality shows*, e em incontáveis histórias de antes e depois publicadas nas revistas. É de se presumir, então, que se você não pode ser como elas, o problema deve ser você. Mas não é.

A pessoa a que você aspira ser deve ser bem cuidada e você deve permitir que seu verdadeiro eu seja revelado. Isso só pode ser feito ao se estabelecer e preservar um lugar para a calma dentro de sua vida, onde você seja feliz com quem é e confortável com o corpo que tem.

Entenda isto: se você não se esforçar para atingir seu eu ideal, ninguém mais fará isso. Você fracassou algumas vezes? Bem-vindo à raça humana! Desta vez, vamos fazer acontecer.

Arranje tempo

É fácil criar uma imagem mental. Agora você precisa arrumar espaço para ela. Mudanças requerem comprometimento e compromisso requer tempo. Eu sei, eu sei. Você é ocupado demais para ser saudável. Você tem uma vida caótica. Você mal tem tempo de ir ao banheiro, quanto mais de descobrir as mudanças que precisa fazer em sua dieta. Você come correndo. Você pula refeições. Você faz qualquer coisa para sobreviver. Caramba, até ler este livro está demorando demais. Já chega.

> PRINCÍPIO DA COMIDA-TRALHA
>
> A gordura não apareceu da noite para o dia e não desaparecerá da noite para o dia.

Claro, você é ocupado. Aqui vai uma manchete: todo mundo é ocupado. Todos temos muitos compromissos. Todos trabalhamos duro. Todos temos família e amigos e obrigações sociais. Dê uma olhada à sua volta. Vê o cara em boa forma que conserta seu carro? Ele também é muito ocupado! Vê aquela executiva esguia indo para uma reunião do outro lado do corredor? Ela trabalha até mais tarde que você. Como eles fazem isso? Genes de sorte? Às vezes. Mas a maioria deles aprendeu com o paradoxo do tempo:

Nunca há tempo suficiente, e sempre há mais tempo.

Você pode achar o tempo. Ele existe, eu juro.

O tempo não serve aos seus objetivos

Odiar seu corpo consome tempo. Quanto tempo leva para se vestir de manhã? Você já trocou de roupa, procurando pelo traje perfeito, elegante e que disfarce a gordura – mas acabou se contentando com uma roupa preta porque, como todos sabem, o preto emagrece? Você fica em frente ao espelho com a barriga encolhida, convencendo-se de que você pode passar a noite inteira sem respirar? Você já desistiu de seu corpo, optando por passar horas em frente ao espelho melhorando seu rosto e cabelo, ou concentrando-se na manicure e pedicure? Quando você vai às compras, é difícil encontrar as roupas certas, que escondam problemas, mas que se encaixem em seu estilo pessoal? Você entra em uma loja depois da outra, sem nunca conseguir encontrar o que procura? Não é irônico que ser insatisfeito com seu corpo significa que você passa tempo demais concentrado nele?

Olhe para sua agenda diária. Se você tem um emprego, parte do seu problema de tempo está solucionado; você precisa dormir toda noite; assumiu compromissos. O resto de seu tempo está aí para ser tomado. Você está gastando seu tempo de maneiras que sirvam à maneira que quer viver? Você diz que não tem tempo para cozinhar. O que exatamente você está fazendo enquanto espera que a comida chegue logo ou enquanto descongela a comida congelada? Assistindo à tevê? Diga alô para o seu tempo que deveria ser dedicado a cozinhar. Minha cliente Brooke é uma solteira que possui um emprego. Ela passa ao menos 15 horas por semana assistindo à tevê, na maior parte programas que ela chama de "*reality shows* de segunda categoria". Quando perguntei a ela qual o propósito disso, ela disse que era para dar-lhe um sentimento de prazer e relaxamento. Ela adora tevê e a maioria de nós, inclusive eu, concorda que é uma ótima invenção. Brooke e eu conversamos sobre como a tevê era importante para ela e comparamos isso ao quanto ela odeia ser gorda. Ela disse: "Eu jogaria minha tevê fora esta noite se isso significasse que eu acordaria magra". Ambos sabíamos que aquilo não ia acontecer, mas Brooke percebeu que estava disposta a abrir mão de assistir à tevê. Ela prometeu parar de comer comida congelada e levou a tevê para a cozinha, para assistir enquanto preparava refeições completas. Várias semanas mais tarde, ela me telefonou e disse: "Está funcionando! Perdi dois quilos. E na semana que vem, terei meu primeiro encontro em três anos. Vou perder *American Idol*, mas e daí?".

FATOS SOBRE A TEVÊ

Quase um quarto dos adultos diz que não faz atividade física de qualquer tipo em seu tempo livre. O adolescente comum passa cerca de seis horas por dia na frente de alguma tela – cerca de uma hora *online* e jogando videogames e outras quatro horas assistindo à tevê. A criança comum passa 28 horas por semana na frente de uma televisão, e o adulto comum, cerca de 31 horas por semana fazendo a mesma coisa. Isso soma mais que duas semanas contínuas de tevê todo ano.

É impressionante como um pouco de tevê aqui e ali se acumula. Se esses números parecem loucos para você, faça seus cálculos:

ATIVIDADE

Calcule quanto tempo por ano você passa em frente à tevê.

O número de horas que passo em frente à tevê nos dias de semana = ☐ *x* 5

Total de número de horas por dias de semana =___

Número de horas que costumo assistir à tevê aos sábados = + ☐

Número de horas que costumo assistir à tevê
aos domingos = + □
Total de números de horas por semana = ___ x 52
Total de números de horas por ano: ____

Circule o número de horas que você assiste à tevê ao ano na coluna da esquerda da tabela a seguir. Quantas semanas de tevê contínua têm esse ano? Quantos meses?

VOCÊ ESTÁ FORA DO PADRÃO?

HORAS	SEMANAS	MESES
168	1	
336	2	
504	3	
672	4	1
840	5	
1008	6	
1176	7	
1344	8	2
1512	9	
1680	10	
1848	11	
2016	12	3

ATIVIDADE
Abandone a tevê

Você ouviu. Eu disse: abandone a tevê. Antes de jogar este livro pela janela, apenas tente por um mês. Grave seu programa favorito, se quiser. Se o tempo é uma recompensa, não vale a pena saber como seria mudar seus hábitos televisivos? A tevê é a maior rotina na qual todos nós caímos. O que seria da vida sem ela? Você deve a si mesmo essa descoberta. Pense em seu tempo sem tevê como um presente para si mesmo. Use o tempo para planejar atividades que nunca tinha tempo para fazer: arrumar documentos, ler um livro, ligar para um velho amigo, ir à academia, oferecer um jantar. Ou não planeje nada. Veja para onde o tempo o conduz. (Mas, o que quer que você decida fazer, não deixe que seu tempo livre o leve em direção à geladeira).

Já que você tem tanto tempo extra, escreva um diário mostrando coisas que você realizou durante suas antigas horas de tevê. Tome nota de como você se sente tendo tanto tempo livre. Veja se isso afeta a freqüência com que você prepara o jantar, o quanto você aprecia isso e quanto você come. Ao final do mês, você terá uma rara oportunidade – a oportunidade de fazer uma escolha ativa sobre quanta tevê você quer na sua vida em vez de passivamente deixá-la consumir suas noites.

Invista tempo em seu eu ideal

Procure maneiras de tornar seu tempo mais eficiente. Você passa uma boa parte do dia cuidando das crianças? Como você pode tornar esse tempo mais ativo? Se você os leva à aula de futebol, pode dar uma rápida caminhada ou correr em volta do campo enquanto espera para levá-los para casa? (Ou em volta do quarteirão, se não quer envergonhá-los). Você está gastando tempo comprando alimentos? Faça boas escolhas. Está gastando tempo comprando roupas e bens materiais? Pare. Você já tem o bastante. Até demais. E sabe disso.

Pare de sobrepor tarefas

Algum amigo seu já atendeu o celular durante o jantar ou você mesmo já fez isso? Já se sentou perto de um acompanhante no cinema, enquanto um ou os dois verificavam seus recados? Já se viu numa reunião de negócios em que todos mexiam simultaneamente em seus celulares e *palm-tops* enquanto "escutavam" o palestrante? Já verificou o e-mail falando ao telefone? Já falou ao telefone ao caminhar com o cachorro? Já assistiu à tevê ao cozinhar? Já leu uma revista enquanto comia? Arrumou o cabelo e a maquiagem enquanto dirigia? Pagou contas enquanto tentava ler para seu filho? Sobrepor tarefas tornou-se um meio de vida. No começo, soa como um elogio: "Ele é multitarefa. Consegue fazer três coisas ao mesmo tempo". Você deve contratar o cara, certo? Errado. Quando você desempenha muitas tarefas, sua concentração está dividida e alguma coisa sempre sai fora de controle. Pense no que acontece com sua capacidade de dirigir quando você está falando ao celular. Outras atividades não implicam alto risco envolvendo milésimos de segundo como dirigir, mas o dano, ainda que menos dramático, pode ser significativo.

Para que a pressa? O que você está conseguindo ao fazer tudo de qualquer jeito? Viva sua vida no presente. Esteja onde estiver. Seja cuidadoso. Seja respeitoso. Se está assistindo à tevê e comendo, qual é a atividade que você acha que chama mais a sua atenção? E o que acontece se você não comer com atenção? Vou lhe contar. Você continua comendo, passando da saciedade, passando do prazer – isto é, caso algum dia você realmente tenha se importado em sentir o gosto de sua própria comida. Experimente.

ATIVIDADE

Pare de sobrepor tarefas por uma semana.

	Três tarefas que eu acumulo.	Qual é a tarefa mais importante?	O que eu preciso fazer para mudar:
1			
2			
3			

Aproveite o tempo criado pelas boas escolhas

Minha amiga Leela passa horas na academia todas as manhãs. Um dia, perguntei a ela qual era seu objetivo – e ela se esforçava tanto! Ela estava tentando perder peso, ficar forte ou o quê? Ela disse: "Está brincando? Eu vou pela mesma razão todas as manhãs: para queimar a culpa pela sobremesa de ontem à noite". Se você já observou aqueles contadores de calorias da academia, sabe que leva horas e horas para queimar algumas poucas calorias. Comer o que você quiser e depois ir para a academia não funciona, não importa o quanto você se esforce. Você jamais irá adiante. Uma vez, ouvi um *personal trainer* dizendo a seu cliente que boa forma é 90% questão de alimentação e 10% de exercício. Não me importo se isso é uma verdade científica, mas acredito nisso. Você está perdendo tempo se está tentando queimar calorias de culpa. Como a culpa se encaixa na vida que você quer viver? Culpa é perda de tempo. Assuma o controle da sua vida e jamais sentirá culpa.

Quando você priorizar de verdade seu tempo, ficará surpreso com o que acontecerá. Pare de gastar tanto tempo com coisas que não são importantes para você e o tempo surgirá das coisas que são. Construa a vida que você quer. Se você é como tantas pessoas e passa dois meses por ano assistindo à tevê, dê agora os passos para reaver esse tempo. Se você passar menos tempo comprando roupas e itens domésticos de que não precisa, e decidir passar mais tempo se organizando e criando uma vida melhor, começará a descobrir que as contas estão pagas, que há um jantar saudável sobre a mesa e que você está empolgado para sair na sexta-feira à noite e se exibir na pista de dança.

PRATIQUE A ALIMENTAÇÃO CONSCIENTE

Quando você cria tempo, quando pára de sobrepor tarefas, quando isola as experiências, está finalmente livre para encontrar prazer em todos os aspectos de seu dia. Saiba o que está fazendo e por que está fazendo. Saiba quem você é. Seja quem você é. Quando você aplicar esses princípios às refeições, quando, onde, como, por que e com quem você come, isso mudará toda a sua relação com a comida.

Conversamos sobre a vida que você quer ter. Conversamos sobre estabelecer prioridades e investir seu tempo nessa nova vida. Tudo isso é ótimo, você diz, mas o que eu faço? Por onde começo? Como funciona na prática? Posso mesmo usar a imagem mental da vida que desejo e torná-la real? A resposta é absolutamente, positivamente, sim!

Como eu disse antes, não há muitos segredos e, certamente, nenhuma mágica no trabalho que faço com meus clientes. Cerca de 90% do que digo é o bom e velho bom senso. Você também tem bom senso. Acredito que você sabe instintivamente o que deve ser feito. Talvez, apenas talvez, seja hora de ouvir aquela voz interior que você vem ignorando. É hora de aplicar um pouco do seu próprio bom e velho senso comum a um problema que fugiu do controle.

Seja honesto consigo mesmo. Admita o que você sabe em seu coração – levou anos para que você chegasse aonde está e a mudança não pode acontecer da noite para o dia. Qualquer um que lhe ofereça isso está lhe oferecendo falsas esperanças, garantindo algo que simplesmente não pode cumprir, assegurando-lhe o fracasso certo. Sendo assim, o que pode mudar da noite para o dia é o fato de que você pode passar a compreender quais ações levaram você ao ponto onde está e por que você se comporta dessa maneira. Você pode aprender a dar os primeiros passos para escolher outra vida, mais saudável, para si, seus filhos e toda a sua família.

Agora que você tem a visão da vida que quer ter, é hora de olhar para suas emoções, sua casa, sua cozinha, sua comida e suas refeições, assim como para o lugar que a comida ocupa em sua vida. A tralha em qualquer uma dessas áreas – escolhas relacionadas a hábitos, rotinas, ou estilo de vida – afeta seu humor, sua percepção e seu peso. Livrar-se das tralhas é o caminho para a felicidade.

Você está no caminho. A solução está em suas mãos.

CHECK-LIST DO CAPÍTULO 2

- Defina a imagem mental da vida que deseja ter.
- Imagine seu eu ideal.
- Estabeleça objetivos para seu corpo ideal.
- Calcule seu tempo de tevê por ano.
- Pare de assistir à tevê por um mês.
- Pare de sobrepor tarefas por uma semana.

Capítulo 3

As emoções que você enfrenta

A razão acima do estado de espírito

A comida tem significado. Ela nos mantém vivos. Tem gosto bom. Comer é parte de sua vida prática e de seus relacionamentos. Mas do mesmo modo que a tralha assume o controle de sua vida e tem poder sobre você, a comida assume diferentes significados. Sua relação com a comida é tão complexa quanto você. Por quê? Porque, para muitos de nós, a comida tornou-se simbólica. Ela está lá quando você está feliz. Está lá quando você está triste. Com o passar dos anos, ligamos a comida a essas e a todas as outras emoções. Como conseqüência, comemos – normalmente, comida não saudável – por muitas razões para além da fome.

Quando medos e dúvidas surgem, faz sentido recorrer à comida, com a qual você e seu corpo se identificam da maneira mais primitiva, já que ela significa um meio de sustento. Não apenas comemos quando temos fome, mas também sempre que sentimos uma emoção específica, seja solidão, felicidade ou comemoração, tédio, medo, raiva, necessidade de conforto, por recompensa – e assim por diante. Com o tempo, desenvolvemos hábitos. Comemos quando somos confrontados com emoções específicas. Esses gatilhos alimentares são tralha pessoal que a maioria de nós possui. O que comemos passa a não ter mais nada a ver com a comida, seja por prazer, seja para sustentar-nos. Em vez disso, é a resposta ao tipo errado de fome: uma tentativa de preencher um vazio que nunca é preenchido.

Caro Peter,

Tenho uma imagem mental para minha casa. Talvez precise de uma imagem para o meu corpo. Farei 50 anos no ano que vem. Quero ter minha casa e meu corpo em ordem até lá. Espero que não demore muito. Acredito que meus problemas de peso e de tralhas são apenas manifestações externas da minha bagunça íntima. Tenho lidado com muitas perdas em minha vida e realmente acredito que as tralhas são uma maneira de preencher meu vazio.

Tive uma experiência estranha outro dia, que me fez pensar dessa maneira. Cheguei a limpar as duas cômodas do meu quarto. Quando fiz isso, o quarto me pareceu vazio, mesmo eu colocando dois belos arranjos de flores nas duas cômodas.

Talvez você já conheça seus gatilhos emocionais, mas, às vezes, eles podem ser difíceis de identificar. Vamos dar uma olhada em sua vida diária para identificar alguns dos gatilhos emocionais mais comuns que podem levá-lo a perder o controle e parar de fazer escolhas. Alguns lugares, interações, ou momentos do dia podem ajudá-lo a descobrir onde esses gatilhos estão escondidos.

Onde você come?

- Será que um de seus gatilhos emocionais para alimentação não saudável é um lugar ou são lugares? O lugar onde você come é a maior pista de que emoções estão levando você à comida.
- Você come escondido, em casa? Isso pode significar que você está solitário ou depressivo. Pode significar que sua casa o estressa.
- Você freqüentemente come correndo ou em lanchonetes de *fast-food*? Talvez, para você, a comida esteja ligada à ansiedade de uma agenda sobrecarregada e uma vida que parece fora de controle. Comer rápido parece ser sua única opção.

- Você come perfeitamente bem o dia todo... até que passa pela mesma loja de conveniência que fica no caminho do trabalho para casa e se vê incapaz de resistir a comprar uma barra de chocolate, e só porque passou por ali? A barra de chocolate é uma recompensa? Um agrado que você faz a si mesmo porque não se sente feliz? É um jeito de você se sentir no controle, porque ninguém pode dizer-lhe para não comprar esse chocolate?

Não puxe o gatilho

Comece explorando o que o torna fraco no momento em que o gatilho dispara. Você está comendo porque a comida é de graça e disponível? Você se convence de que comer de uma certa maneira "não conta"? Está comendo porque está em algum lugar que parece especial, então você "merece exagerar"? Quando um lugar corresponde a seu gatilho, normalmente se trata de satisfação instantânea. Você sabe que poderia esperar por comida saudável, mas o hambúrguer está aí e agora. Está na sua frente. Você sabe que ele irá satisfazê-lo. E nós procuramos por satisfação instantânea para preencher um vazio. O que é esse vazio? O que está faltando em sua vida que o torna tão determinado a provar a si mesmo que o que você quer pode ser seu?

Para desativar o gatilho relacionado a lugar, você tem de começar uma nova rotina. A nova rotina pode ser relacionada à comida – leve um lanche saudável e coma-o sempre que entrar no lugar que dispara seu gatilho. Ou pode ser relacionada à atividade – ligue para um certo amigo para impedi-lo de responder a esse gatilho. Do mesmo modo que você tem de ser cuidadoso com o que coloca no corpo, você precisa comer em lugares condizentes com a boa saúde e as escolhas saudáveis. Onde você pode comer e ao mesmo tempo estar consciente do que coloca para dentro de seu corpo? Certo. Em uma mesa, com o alimento que você prepara, totalmente envolvido com quem está à sua volta.

Quando você come?

A hora do dia é uma pista de seu gatilho emocional?

- Você tem uma agenda coerente, confiável, ou toda semana é cheia de mudanças de planos inesperadas? Você tem horas fixas para as refeições? Ou espera até estar faminto e agarra o primeiro petisco que vê? Uma vida descontrolada nos faz procurar por pratos rápidos.
- Você petisca no meio da tarde? Um petisco é exatamente isso: uma tentativa desesperada de encontrar energia quando você não tem mais nenhuma. Por que você está tão exausto? O que o está deixando um trapo? A menos que você tenha um trabalho fisicamente extenuante, não deveria estar tão exausto no meio da tarde a ponto de não sobreviver sem uma barra de chocolate. Existem problemas no trabalho que o esgotam?
- Você ingere comida saudável o dia todo e depois chega em casa e é permissivo? Esse é um sinal da comida encarada como "recompensa".

Não puxe o gatilho

Você precisa parar de contar com a comida para fazê-lo agüentar os piores momentos da vida ou para recompensá-lo por ter sobrevivido a eles. Precisa lidar com a raiz do problema. Por que sua vida é tão exaustiva ou desafiadora? O que você pode fazer para trazer ordem e um ritmo equilibrado para o seu dia?

Mais imediata, a solução prática é a organização. Não seja a pessoa que, ao fim da vida, trocou a saúde, a boa aparência, e (vamos levar isso até o fim) a auto-estima por algumas reuniões em cima da hora. Muitas pessoas com quem trabalho conseguem organizar sua vida profissional inacreditavelmente bem, mas desmontam quando se trata de suas necessidades ou responsabilidades pessoais. Você precisa organizar suas refeições, até mesmo aquelas que você faz longe de casa ou quando está sozinho. Não coma correndo. Nunca. Você sabe com antecedência que vai sair, então leve o almoço com você. Crie um lanche nutritivo e energético para o meio da tarde. Se você for comer fora, certifique-se de que há uma opção saudável. Até restaurantes de *fast-food* estão se esforçando para oferecer refeições mais saudáveis, de baixa caloria, então, você tem opções.

É hora de inventar novas rotinas. Rotinas são importantes. Crie novos padrões e hábitos que sirvam aos seus objetivos. O primeiro deles deve ser estabelecer horários para as refeições. Se sua agenda muda todo dia, combine as refeições aos seus horários da melhor maneira que puder ("Eu sempre tomo café-da-manhã meia hora depois de acordar", "Eu sempre janto imediatamente depois de chegar do trabalho"). Ao fazer isso, você identificará conflitos em sua agenda. Por exemplo, você sempre está faminto quando chega em casa depois do trabalho, mas é claro que o jantar ainda não está pronto, então você petisca enquanto prepara algo. Errado. Se você não tem tempo para preparar o jantar quando chega em casa, prepare com antecedência. O mesmo vale se você não consegue comer até que seus filhos vão para a escola ou que tirem uma soneca. Saiba quantas vezes ao dia você precisa comer. Planeje fazer refeições saudáveis que abasteçam sua vida ideal. Mantenha essa vida em mente. Você prefere ser um pouco ou completamente infeliz a respeito de seu corpo a vida toda ou prefere ter um peso saudável a vida toda? Todos os dias que você vive são feitos de escolhas como essas. Você não é impotente.

Em que quantidade e com que rapidez você come?

Na era do tamanho gigante, existem livros inteiros sobre o tamanho das porções. Os restaurantes nos servem o dobro do que precisamos e é difícil saber quando parar. Se você come alimentos saudáveis, mas ainda está acima do peso, precisa descobrir o que o faz comer demais. Você deseja a sensação de saciedade e excesso – quer sentir que pode comer o quanto quiser. Você quer mais, e mais, e mais, e depois que começa, não consegue parar. Por que você está comendo com o piloto automático ligado? Onde está sua cabeça quando você ergue o garfo em direção à boca? Há algo que distrai você? Ou comer é uma fuga e você quer que esse sentimento dure o máximo possível?

Não puxe o gatilho

Anos atrás, meu bom amigo Greg desenvolveu o hábito de pedir aos garçons de restaurantes para servir-lhe apenas metade de seu prato principal, e para colocar a outra metade em uma embalagem para viagem. Ele nunca desperdiça comida, controla a quantidade que come, e sempre tem uma segunda refeição para o dia seguinte. Como você já deve saber a esta altura, não sou um grande fã de pesos e medidas. A melhor maneira de julgar o tamanho apropriado de uma porção é fazer um bom e modesto prato e não comer mais do que isso. Jamais encare um pacote de batatas fritas ou um pote de sorvete, prometendo a si mesmo que vai comer só um pouco. Sirva-se, sem repetir.

Quando se trata da velocidade com que você come, não se incomode em cronometrar. Apenas vá mais devagar. Tente sentir o gosto de cada garfada. Saboreie sua comida. Dê a si mesmo bons 20 minutos antes de comer por segundos. É hora de seu corpo perceber que está satisfeito.

Caro Peter,

Comecei a juntar coisas mais ou menos na época em que meus filhos mais velhos começaram a sair de casa. Acho que eu estava tentando repor algo que faltava em minha vida. É o mesmo com a comida: eu como não necessariamente porque estou com fome, mas porque estou tentando preencher um vazio. Sei que preciso colocar minha vida (e minha casa) de volta aos trilhos. Eu sempre quis ser organizada, mesmo quando criança, mas encontro razões para "não conseguir" ser (falta de tempo, de espaço, de dinheiro, de conhecimento). Sei que estou inventando desculpas quando faço isso e quero parar.

COMO VOCÊ SE SENTE ANTES, DURANTE E DEPOIS DE COMER

Muitas emoções diferentes levam a comer demais: a necessidade de conforto, depois de um dia longo e cansativo; um sentimento de solidão ou vazio que parece poder ser preenchido com comida; a sensação de que você merece uma recompensa pelo sucesso ou pelo trabalho duro, exaustão, raiva, impotência, desespero... a lista não tem fim. Todas essas emoções são reais e importantes, e merecem sua atenção. A comida é um jeito de dar-lhes atenção, e ajuda – temporariamente – porque você recebe uma injeção de energia que consegue elevar seu estado de espírito. Mas a comida nunca chega ao coração do problema. Se você não chegar ao coração, ao âmago do problema, ele não vai embora. E se não vai embora, você vai acabar usando comida para se automedicar de novo e de novo. Então, não ignore suas emoções, encare-as diretamente e trabalhe nelas.

Atividade: um novo tipo de diário alimentar

Ao explorarmos mais os gatilhos que disparam maus hábitos, vou ajudar você a identificar os seus e farei o melhor para ajudá-lo a estabelecer novos padrões para separar essas emoções do ato de comer. Às vezes, gatilhos não são fáceis de identificar e a melhor maneira de reconhecer um gatilho tão sutil quanto uma emoção é fazer uma anotação depois de comer alguma coisa de que você se arrepende. Espere! Eu sei que quase todos os nutricionistas e autores de livros de dietas pedem às pessoas que mantenham um diário alimentar. Por quê? Para que serve? Ou você está trapaceando – e nesse caso, quem quer admitir isso? Ou está comendo perfeitamente – e nesse caso, para que precisaria documentar? Mas quero que você mantenha um diário não para rastrear seu consumo de comida, mas para rastrear onde foi que você errou. Quando fizer escolhas não-saudáveis, anote onde você comeu, quando comeu, por que comeu e como se sentiu ao comer. É uma coisa difícil de fazer, porque você estará assim confessando a si mesmo. Mas essa informação honesta é a melhor maneira para identificar uma emoção – ou emoções – que dispararam seu deslize.

Depois de identificar suas emoções, você pode começar a dar os passos necessários para fazer uma mudança. Algumas dessas emoções são poderosas e lidar com elas pode exigir trabalho duro. É sua escolha.

Não quero que você escreva tudo o que come ao longo do dia. Quero que use seu diário para confrontar diretamente seus gatilhos alimentares, e você não conseguirá isso a menos que documente com honestidade toda vez que comer de modo inconseqüente e descubra por que razão fez isso. Vou dizer por quê. Nós, seres humanos, somos criaturas simples. Durante parte do tempo, somos criaturas racionais e controladas. Mas durante outra grande parte do tempo, temos desejos conflitantes. Queremos comer bem, mas queremos comer imensas fatias de pizza. Então, o que fazemos? Encontramos maneiras de justificar nossas decisões irracionais. A mentira mais popular que contamos a nós mesmos é: "Começo amanhã". As seguintes são: "Só comi um pouquinho"; "Fui bom o dia inteiro e mereço sobremesa"; e "Eu malhei hoje, então posso comer o que quiser". Essas desculpas, e qualquer outra na qual você pensar, são a razão de um alimento e um diário alimentar poderem ser seu salva-vidas. Quero que você aprenda a ser um comedor consciente, mas se seu estômago e seu cérebro parecem ter interesses conflitantes, não há jeito melhor de fazê-los se comunicar um com o outro a não ser escrever preto no branco. Chega de mentiras.

Fique de olho nesses momentos em que você recorre à comida por outras razões a não ser saciar sua fome nas horas das refeições. Então, você comeu um pote de sorvete? Em vez de sentir-se culpado e desistir, quero que você conte a história que o levou a essa decisão. Como foi seu dia? A que horas foi isso? O que você estava sentindo? A comida foi gratificante? Fez você sentir-se bem? Como você se sentiu meia hora depois? É um sentimento que você quer ter de novo? O que seu corpo pode dizer sobre seu peso? Escreva. Depois, perdoe a si mesmo e comece de novo. Se esse foi seu único lapso, parabéns! Mas se você perceber que está voltando aos seus antigos hábitos, comece a prestar atenção ao padrão que está se formando em seu diário alimentar. O que há por trás do momento de decisão? É uma emoção? É um hábito de certa hora do dia? Você está fazendo uma má escolha porque não tinha um plano? É uma perfeita avalanche de eventos – você está cansado, chegou tarde em casa, está furioso com seu chefe por segurá-lo por mais tempo? Ou talvez seu gatilho seja uma luta em andamento.

Use seu diário para ser honesto e para repensar suas escolhas. Use-o para ensinar a si mesmo a ser consciente. E não abandone o diário mesmo que comer um pote inteiro de sorvete. Continue, e assim você vai conseguir chegar à raiz do problema do sorvete.

PRINCÍPIO COMIDA-TRALHA

Viva no presente, não no passado ou no futuro. Se você está comendo por razões emocionais, descubra por quê. Raiva? Desespero? Conforto? Medo?

ATIVIDADE

Identifique os gatilhos que levam você a comer em excesso

GATILHOS QUE ME LEVAM A COMER DEMAIS	
Gatilhos internos	Gatilhos externos

Confronte o gatilho

Uma vez que você conhece o gatilho, o que pode fazer? Você precisa confrontá-lo diretamente. Mas quero que o aborde de duas maneiras diferentes. A primeira é lidar com a emoção em si. De onde está vindo o sentimento de solidão, de vazio ou de raiva? Como você pode mudar isso? Você precisa fazer mudanças em sua vida? Os gatilhos emocionais que levam a comer em excesso são, com freqüência, velhas feridas arraigadas. De muitas maneiras, esses gatilhos não são tão diferentes da tralha que preenche nossa casa. Elas entram sorrateiramente em nossa vida e preenchem espaços. Com o tempo, perdemos a capacidade de vê-las claramente ou de nos livrar delas com facilidade. Da mesma maneira que lembranças fortes ou medos profundos estão intimamente ligados à tralha material, não é incomum que essa tralha emocional esteja intimamente ligada a seus hábitos alimentares. Você não vai resolvê-los instantaneamente ao ler um parágrafo num livro. Há trabalho a ser feito, seja com você mesmo, com seu parceiro e/ou amigos, seja com um profissional. Uma relação desequilibrada com a comida não tem lugar na sua nova vida. No mínimo, comer demais é uma barreira para alcançar a vida que você quer. No máximo, é uma ameaça à sua vida. Você não pode investir tempo em nada melhor do que isso. É um investimento em direção à vida que você quer para si mesmo.

> Caro Peter,
>
> Por fora, eu sou bem-arrumado, me visto bem e sou uma pessoa agradável e divertida. Acho que minha maior dificuldade é o fato de ter medo de dar o próximo passo, me perguntando como seria se eu fosse 20 quilos mais leve e tivesse minha casa e minha vida em ordem.

A segunda abordagem, que acontece ao mesmo tempo, pode ter efeito imediato. É simples, e é o que venho descrevendo o tempo todo. Use novas rotinas para parar de puxar o gatilho. Planeje o resultado que quer. Concentre-se e trabalhe nos comportamentos mais adequados para você. Você pode se livrar desses gatilhos emocionais colocando hábitos novos e saudáveis em seu caminho. É muito mais fácil resistir a um pote de sorvete quando você já está satisfeito com a comida saudável e tem energia proveniente de refeições regulares e balanceadas.

CONSTRUA NOVOS HÁBITOS

Tenha um plano

Rotinas ajudam a reforçar os novos hábitos que você quer. Esses hábitos ajudam a criar o corpo que você almeja. Saber de onde vai vir a sua próxima refeição e o que ela vai ser é crucial para a perda de peso. Comemos maus alimentos quando nos deixamos sentir muita fome a ponto de acharmos que perdemos tempo preparando comida saudável. Se sua mesa é organizada, você trabalhará com mais eficiência. Se seu tempo é agendado, você não se atrasará. Se você verificar um mapa, não vai se perder (pelo menos, na teoria). Se você comprar suas passagens de avião com antecedência, você (normalmente) gastará menos dinheiro. Você conhece a rotina. Se planejar suas refeições, vai satisfazer seu eu faminto com opções saudáveis. Você já notou que quando prepara uma refeição de verdade para si mesmo, uma refeição que parece colorida no prato e que o deixa satisfeito, você se sente melhor consigo mesmo? Quando você honra e respeita seu corpo, sente-se orgulhoso e mais atraente. Isso significa que você assumiu um compromisso com uma vida saudável e feliz. No capítulo 6 você aprenderá como sustentar essa vida saudável com um menu também saudável, criado e implementado por você.

Variação e moderação

Muitas pessoas abandonam as dietas porque ficam "entediadas". Claro, você vai ficar entediado se fizer a mesma salada para o almoço todo dia, por um mês. A coisa mais difícil de se fazer quando você cozinha para si mesmo é variar. Variar significa procurar variedade, buscando novas receitas. Significa comprar ingredientes não familiares e tentar novas coisas. Significa demorar um pouco mais para preparar sua comida, porque você não está acostumado a fazê-la. Mas é disso que se trata o planejamento. Misture novas comidas com o básico. De qualquer jeito, vou querer que você faça uma lista de compras, então, não é muito trabalho extra. Tente novas receitas. Compre vegetais que você ignorou por anos na mercearia. (Se você não tem idéia do que deve ser cozido ou assado, solicite informações na própria mercearia ou supermercado). Comida interessante sacia mais intensamente. A variedade é o tempero da vida – e também é mais nutritivo. A variedade está ligada à moderação. Um saco inteiro de biscoitos não é uma refeição. Um pedido grande de batatas fritas não é uma refeição. Mas um peito de frango grelhado com legumes e algumas batatas fritas é uma refeição. É fácil comer demais de seus pratos favoritos, mas quando você os equilibra com comidas mais nutritivas e gratificantes, é menos provável que você exagere.

Escolha novos comportamentos como substitutos para seus gatilhos emocionais. Misture e combine, a partir dos exemplos a seguir, ou elabore suas próprias substituições.

ATIVIDADE

Encontre substituições saudáveis

EM VEZ DE:	EU VOU:
Petiscar quando estiver entediado...	Andar por quinze minutos.
Recompensar-me após um dia difícil com um pote de sorvete...	Arrumar uma pequena área da minha casa (uma gaveta ou prateleira) e encher uma sacola com coisas para caridade.
Comer para aliviar o estresse...	Tomar um banho.
Jantar por três horas em frente à tevê...	Fazer planos de jantar com um amigo, ou mesmo conversar por telefone comendo uma porção definida com antecedência.
Ignorar meu corpo até amanhã, simplementes porque os salgadinhos estão aqui hoje...	Jogar fora os salgadinhos e comemorar cozinhando alguns legumes.
Assaltar a geladeira durante a noite...	Tirar a roupa e ficar na frente de um espelho de corpo inteiro, lembrando a mim mesmo de tratar meu corpo com honra e respeito, até essa vontade passar.

Para algumas pessoas, é mais fácil substituir alimentos em vez de comportamentos. Tente escrever suas piores extravagâncias e depois escolha alimentos saudáveis e gratificantes ou uma atividade divertida, a título de um novo e melhor substituto.

EM VEZ DE COMER:	VOU COMER:
Batatas fritas	Uma salada para acompanhar
Sorvete	Iogurte natural com mel

Adote um modelo secreto

Olhe em volta. Não importa quem você é e que vida você vive, se puder olhar à sua volta em seu ambiente de trabalho, em sua igreja ou comunidade, vai encontrar alguém que está fazendo escolhas mais saudáveis do que você. Pode ser alguém que você ama e respeita, que parece ter uma relação equilibrada e saudável com comida. É claro, talvez seja aquele chato que nunca aceita mais de uma mordida da sobremesa que você está "repartindo". Talvez seja o maratonista vizinho que sempre parece estar comendo uma maçã. Eu certamente não o estou aconselhando a virar alguém que o incomoda ou que comece a correr maratonas, mas quero que note as pessoas à sua volta que fizeram sua relação com a comida funcionar. É evidente, não é? Se elas conseguem, você consegue. Aquela amiga próxima que nunca come pão antes do jantar? Ela tem alguma intenção. De que outro jeito você notaria o jeito que ela come? Como é diferente do seu modo de comer! Ela sempre come salada antes? Ela pede o tempero à parte? Ela deixa comida no prato? Com que freqüência ela parece se exercitar? Qual é sua atitude no jantar? Ela aprecia a refeição? Ela come mais rápido ou mais devagar que você? Uma mordida ou uma fatia inteira de torta? Não se torne um observador esquisito, mas lembre-se de que todos os seus hábitos alimentares vieram de algum lugar. Nós os desenvolvemos quando crianças, em relacionamentos, na solidão e a partir da raiva. Agora é sua vez de reinventar sua relação com a comida. Procure modelos que você respeita e aprenda com seu comportamento. Imite-os, e, por fim, isso não parecerá forçado. Você não se sentirá como um imitador fingido, porque terá novos hábitos, uma nova atitude e, por fim, um novo corpo para combinar. Antes de perceber, vai ter alguém imitando você!

ATIVIDADE

Adote um modelo secreto de alimentação.

Modelo nº1	Modelo nº2
O que eu admiro nessa pessoa:	O que eu admiro nessa pessoa:
O que eu quero imitar:	O que eu quero imitar:

CHECK-LIST DO CAPÍTULO 3

- Identifique gatilhos que levam você a comer em excesso.
- Experimente fazer um diário alimentar.
- Encontre substituições saudáveis.
- Adote um modelo secreto.

Capítulo 4

O LAR ONDE VOCÊ MORA

HORA DA LIMPEZA

Em meu livro *It's all too much*, explico como sua casa é um reflexo de você. O espaço onde você vive deve refletir a vida que você quer viver. Ele reflete? Aquele livro esmiúça as decisões cômodo por cômodo, para ajudar os leitores a organizarem e desobstruírem seus lares. Quando se trata da perda de peso, acredito que o trabalho começa ao tornar sua casa um ambiente em que você possa relaxar e apreciar o espaço que tem. Ouvi isso inúmeras vezes de clientes e leitores que escrevem para compartilhar suas experiências. Encontrar seu caminho para fora da bagunça ajuda você a assumir o controle de sua própria vida.

Caro Peter,

Notei que quando a bagunça se instala, ela cria um alto nível de estresse. É quase como o zumbido de uma rua barulhenta: acima do meu limiar sensorial, mas abaixo da minha consciência. Presto atenção a todo barulho alto da vida, como prazos de trabalho e problemas com o carro, mas não noto o chiado constante da tralha extra. E, portanto, definitivamente abuso da comida – isto é, não como pelo sustento ou pela nutrição, mas como uma maneira de relaxar, sair de sintonia, conseguir um zumbidinho de prazer no fim do dia – eu me vejo comendo mais apenas para ajudar a bloquear esse chiado. Uma vez que começo a comer demais, tem início um ciclo de culpa que apenas traz ainda mais estresse.

Se eu realmente escutasse aquele chiado, ele estaria dizendo: "Você não está no controle".

Mas quando consigo quebrar o ciclo e limpar meu espaço, o barulho desaparece. Sinto-me poderosa, eficiente e no controle da minha vida. Não quero mais me automedicar, quero comemorar! A sedução da comida nunca some de fato, mas vejo a mim mesma tão forte quanto a compulsão. Mais ainda, quero que meu eu físico combine com meu psicológico e meu contexto melhorados, não oprimidos por quilos extras ou refeições pesadas.

It's all too much acompanhou você através dos desafios e oportunidades que cada cômodo representa, então, não vou me repetir aqui. Mas simplesmente não acredito que você possa assumir o controle de como e com o que se alimenta, antes de transformar o lugar onde você começa e termina o dia num refúgio feliz e confortável. Somente nesse refúgio você terá energia, força e autoconfiança para fazer as mudanças necessárias.

PRINCÍPIO DA COMIDA-TRALHA

Organizar onde, como e o que você come é o primeiro passo em direção à conquista de seu corpo ideal.

É MAIS DO QUE APENAS UMA CASA – É A SUA CASA

Dê uma olhada em sua casa ou apartamento. Esse é o seu lar. Como ele faz você se sentir? É um lugar para onde você gosta de voltar? Dá uma sensação de calma e paz? Faz com que você sinta que não importa o que está acontecendo no mundo exterior, você ainda tem esse lugar – um refúgio onde você está seguro e no controle?

Caro Peter,

Minha família não é convidada a colocar os pés na minha casa há mais de um ano. Não deixo minhas crianças trazerem companhia porque não quero que ninguém veja minha casa. Meu marido reclama de como as crianças são bagunceiras – bem, o que se poderia esperar, se nós mesmos estamos soterrados sob o lixo? Depois de ler o seu livro, acredito de verdade que minha depressão e ganho de peso são resultados diretos do estado da minha casa. Não sinto nem que posso chamá-la de lar, já que a odeio ao abrir a porta.

Seu lar é o centro de sua vida. É um reflexo de quem você é e de como escolheu viver. Uma casa caótica é sinal de problemas. Sua casa deveria ajudá-lo a sentir-se centrado e concentrado, motivado e calmo. Se não é assim, há algo errado. Porque se você não está assumindo o controle de sua casa – um lugar onde você deve ter 100% do controle – então como pode conseguir cuidar dos outros aspectos da sua vida, onde naturalmente não se tem tanto controle assim?

Caro Peter,

Primeiro de tudo, nunca fui o tipo de pessoa que tivesse tralha empilhada na mesa de jantar e não pudesse entrar no meu quarto, mas direi que acho que TODO MUNDO tem tralha em casa. Muitos de nós deram um jeito de escondê-la, armazenando-a em armários, gavetas e quartinhos. Isso cria um caos diário que nos rouba tempo precioso, sem que a gente nem perceba.

Seu livro mudou completamente a minha vida. Quando comecei com a pergunta sobre o que eu queria de verdade para o meu espaço, respondi rapidamente: "Quero ser capaz de limpar todos os cômodos em cinco minutos!". Com três crianças, eu não queria gastar mais nenhum segundo além dos cinco minutos, embora limpar algo exija horas e horas!

Entrei numa neurose por limpeza. Neste apartamento minúsculo, fui capaz de juntar 65 sacos de lixo gigantes de itens para doação, além de fazer várias viagens à lixeira. Para cuidar da minha casa, simplesmente fui lentamente de gaveta em gaveta, canto por canto, armário por armário, até que minha casa estivesse completamente purificada e organizada. Agora que acabei, mal posso acreditar que minha casa está maravilhosa.

Agora tenho mais tempo para passar com meu marido e três filhos adoráveis, porque gastamos apenas cinco minutos para limpar um cômodo, e eles podem arrumar a maioria de seus brinquedos e quartos sozinhos! Obrigada por seu livro maravilhoso e por tornar nossa casa um lugar tão adorável para vivermos e aproveitar a vida!

UM PASSEIO PELA GORDURA DE SUA CASA

Você está pronto para enfrentar seu peso? Realmente pronto? Quero que saiba que você está comprometido com a vida que deseja. Você está? Digo que não, caso sua casa for uma pilha de lixo. Você tem a casa que merece: um quarto que é um santuário; uma sala onde você pode reunir amigos e/ou familiares sem sentir-se envergonhado; um guarda-roupa que contém apenas roupas que o favorecem e o façam sentir-se confortável; um escritório onde você pode controlar negócios e finanças e que faz você sentir-se confiante sobre seu caminho?

Se você está enganando a si mesmo sobre ter um lar feliz, então está sabotando sua própria vida. Você não está fazendo escolhas que servem a seus objetivos. Então, como espera permanecer verdadeiro em relação a um plano que visa "limpar" seus hábitos alimentares? Se você não respeita a si mesmo o bastante para criar um espaço feliz para viver, como pode tratar seu corpo com a dignidade e o respeito que ele merece?

Vamos dar uma olhada em volta. Em vez de passar por cada cômodo como fiz em *It's all too much*, vou apenas dar uma espiada nas áreas de sua casa que estão repletas de tralha relacionada ao peso. Se você tiver problemas que se estendem por cada nicho de sua casa, então, talvez você deva começar com *It's all too much*.

Porta da frente

Vamos começar pelo começo. Como você se sente quando entra em sua casa? É um lugar onde você se sente feliz e relaxado, um refúgio do que quer que esteja acontecendo no mundo? É um lugar para onde você gosta de convidar seus amigos? Ou você se sente sobrecarregado – existem muitas coisas e muitos projetos em vários estágios de finalização. Há cômodos ou armários inteiros que você evita? Se você não consegue passar pela porta da frente sem sentimentos de ansiedade, bem... não há como escapar. Você precisa começar com sua casa – (e – preciso dizer de novo – você deve pensar em ler *It's all too much*).

Quarto

Seu quarto é o cômodo mais importante da casa. Ele define o tom do seu lar e direciona a energia que preenche seu espaço. Deveria ser o lugar onde seu relacionamento floresce. Deveria ser um refúgio de paz. Há espaço para você relaxar e se livrar da pressão? Ou é tão atravancado pelos vídeos e DVDs de seus filhos, revistas velhas e roupa suja, a ponto de você ter vontade de correr para a cozinha atrás de um lanche como alívio?

E as roupas do seu armário? Elas servem no corpo que você tem? Você tem conjuntos de roupas que você "gostaria" de usar para pesos diferentes – algumas roupas magras em que você espera entrar de novo, apesar de não fazer nada para chegar lá? E algumas roupas folgadas, para quando você estiver ainda mais gordo do que agora? De qualquer maneira, você não está vivendo a vida que tem. Se quer perder peso, você precisa encarar a realidade do seu corpo. Respeite-o pelo que ele é hoje, vestindo roupas que servem. Alimente-se bem hoje, para sentir-se forte e cheio de energia. Não perca tempo sonhando, arrependendo-se ou comprando. Leve seu corpo a um lugar saudável e deixe que as roupas o sigam. Doe para caridade as roupas que não servem. Elas não são materiais úteis.

Banheiro

O que seu banheiro diz a respeito de sua relação com seu corpo? Há uma balança onde você se pesa todos os dias, esperando que algum milagre faça os números baixarem, mesmo que você esteja comendo a mesma porcaria de sempre? Não deixe as flutuações de meio quilo aqui, meio quilo ali, iludirem você. Se você quer ver mudanças, tem de fazer mudanças. Seu banheiro (ou quarto) tem um espelho de corpo inteiro, onde você possa avaliar com coragem e honestidade seu corpo despido? Um espelho ou uma câmera são uma ótima maneira de fazê-lo encarar os fatos. Este é você. A sua aparência é parte genética e parte resultado de como você se cuida. Não se pode controlar os genes, mas você pode cuidar muito bem de si mesmo.

Que tipo de produtos espreitam você das prateleiras do seu banheiro e de seu armário de remédios? Você experimentou todos os cremes para celulite que já foram lançados? Tem uma daquelas esponjas onduladas que supostamente quebram a gordura para que você pareça mais magro sem fazer nada além de esfregar suas coxas no chuveiro? Essa é realmente uma maneira respeitosa e carinhosa de tratar seu corpo? Aqui vai uma dica: se é fácil, não funciona. Livre-se de suas soluções fáceis. É hora de mudar.

Caro Peter,

Eu ficava comprando livros sobre perda de peso, vídeos e acessórios, pensando que eles me ajudariam. Entretanto, percebi há muito tempo que, inconscientemente, eu os estava comprando pensando que, de alguma forma, magicamente, a compra me tornaria magra (sem usar o produto de verdade). Sim, eu sei que não funciona assim, mas esse é o sentimento que você tem quando segura aquele item nas mãos. Você pensa: estou segurando a chave do segredo em minhas mãos... ela vai finalmente destrancar a prisão em que estou. Eu me pego fazendo isso com outras coisas também. Compro coisas para me fazer feliz. Mas elas, na verdade, não me fazem nada feliz. Eu era mais feliz quando não possuia "coisas". Vejo uma relação direta entre a perda de peso e a tralha. Quanto mais tralha eu tenho, mais peso ganho. Faz perfeito sentido.

Todos os produtos para perda de peso somaram-se à bagunça. Acho que é aí que está parte da ligação: os itens para perda de peso estão criando a bagunça. A bagunça está me deixando deprimida. A depressão está me levando a comer. Estar acima do peso está me fazendo procurar uma solução. Buscar a solução está me fazendo comprar mais produtos para perda de peso. E os produtos para perda de peso estão criando mais bagunça em minha vida.

Estantes de livros

Quero que você faça uma pilha com todos os livros de dietas e outros livros de auto-ajuda de suas prateleiras. Quanto eles custaram? Quanto eles pesam? Quanto espaço ocupam? Caia na real. Essas dietas falharam. Então, por que você ainda tem esses livros? Porque você pensa que foi você quem falhou. Talvez tenha sido mesmo. Parabéns, vamos adiante. Livre-se do peso morto dos livros que prometem milagres. Você não gasta mais tempo e espaço com fracassos. Você faz mudanças.

Aparelhos de exercícios

No que mais você gastou dinheiro, esperando perder peso? Você tem equipamentos para exercício cobertos de poeira? E DVDs de ginástica? Pesos que você nunca levanta? Nenhuma dessas coisas faz você perder peso apenas por existir. Você precisa fazer algo. Em todos os meus anos desentulhando casas, nunca vi uma peça de equipamento para exercícios que fosse usada com regularidade. Nunca! A mudança só pode vir depois da escolha. Opte agora. Se você não vai usar aquela bicicleta ergométrica ou um aparelho abdominal hoje, eles têm de ir embora.

Garagem

Você não pode viver a vida que quer concentrado no passado ou no futuro. Nossas garagens estão cheias de relíquias da vida passada: roupas magras, fotos de nossa juventude, vestidos de casamento, capacetes de bicicleta do tempo da faculdade. Também são cheias de tralha de uma vida não vivida: equipamentos esportivos que não são usados, fotos em que você aparece gordo demais e por isso se recusa a colocá-las em álbuns. Fantasias de uma vida que você não viveu porque está muito ocupado fazendo compras, assistindo à tevê, ganhando peso e evitando a realidade de alguma outra forma.

Sua casa é um grande projeto. Não posso acompanhá-lo por ela daqui. Mas quero que veja como é difícil mudar quando não tem espaço para isso. Quero que perceba como é importante começar seu trabalho num espaço físico que esteja sob seu controle. Se você não consegue controlar o que acontece no espaço à sua volta, nunca controlará o que acontece dentro de seu corpo.

Capítulo 5

A COZINHA QUE VOCÊ CRIA

NINGUÉM FAZ BOAS ESCOLHAS NUMA COZINHA BAGUNÇADA

Se você entrasse num restaurante novo e visse um pouco de bagunça, a cozinha e a área de jantar desorganizadas, você simplesmente daria meia-volta e sairia pela porta. Você não jantaria num lugar como esse! Então, por que você faz isso na sua casa? Vamos olhar mais de perto os locais da sua casa onde você guarda, prepara e come suas refeições. Nós queremos que elas façam sentido. Essas são áreas da casa que deveriam alimentar você e sua família. Nós queremos que elas satisfaçam seus desejos em relação à vida.

> Caro Peter,
>
> Minhas "coisas" estão por toda parte. Também compro toneladas de comida. Cozinho e como tudo. Acho que cozinhar me faz feliz, mas o resultado final é que estou acima do peso, minha cozinha normalmente está uma bagunça e a despensa está tão abarrotada que você não consegue passar na frente dela. É preciso pisar em comida para alcançar mais comida. Eu nem sei mais o que tenho na despensa. Então... eu vou e compro mais comida. Tentei me organizar. Tentei diminuir as atividades e sempre acabo voltando a fazer as mesmas coisas. Receio que eu tenha estragado meu casamento de forma irreparável.

Desordem é um obstáculo. Ela impede sua habilidade de achar, usar e apreciar coisas; de alavancar o espaço e os materiais que você tem para construir uma vida proveitosa e recompensadora. As pessoas não cozinham mais; é por isso que 60% de nós está com sobrepeso – porque num restaurante ou lanchonete, você é servido com porções gigantescas de comida que carregam muito mais gordura do que você poderia possivelmente armazenar, e muito menos usar para cozinhar em sua própria cozinha. Você por acaso já viu uma porção de batatas fritas na hora em que é levantada de um barril de óleo fervendo? Sim. Você já viu tanto óleo assim na cozinha da casa de alguém? Eu acho que não.

Eu vi que a maioria das pessoas, quanto mais prepara comida na própria casa, mais peso perde. Mas não é tão divertido cozinhar numa cozinha desorganizada, bagunçada, onde você não pode achar o que precisa ou aproveitar o ato de cozinhar. Eu quero que você cozinhe. Eu quero que você se planeje para isso. Eu quero que você faça isso com cuidado e atenção. Vamos transformar a sua cozinha num lugar onde tudo isso possa acontecer.

O QUE VOCÊ QUER DA SUA COZINHA?

Cada cômodo da sua casa deveria ter uma finalidade clara. Algumas são fáceis de se definir. Um banheiro é onde você usa o vaso sanitário, limpa seu corpo e talvez arrume seu cabelo e faça sua maquiagem. Um quarto de hóspedes é onde seus hóspedes ficam. Um escritório é onde você cuida de seus negócios pessoais. Mas nossa vida e nossa casa têm finalidades mais complicadas. O quarto principal serve para dormir. Mas é mais do que isso. É onde um casal tem seus momentos românticos, em particular. É onde eles estabelecem e mantém o centro de seu relacionamento. Se uma escrivaninha entrar num quarto principal, tudo muda. Se os brinquedos das crianças e as roupas se infiltrarem, isso diz algo sobre o desgaste do seu centro. O quarto principal dirige a casa. Ele é o coração da casa. Ele representa estabilidade e amor.

Se o quarto principal não está em boas condições, o resto da família pode, facilmente, perder o sentido. Da mesma forma, a cozinha alimenta o lar. A cozinha é onde tudo acontece. É o lugar onde você e a sua família procuram por todos os tipos de sustento. As cozinhas tendem a ser aquecidas (embora lareiras sejam coisas do passado) e acolhedoras. A maioria das pessoas acha que não importa quanto esforço elas façam para decorar os cômodos "públicos" da casa – a sala de estar e a sala de jantar –, se as pessoas aparecerem, já que todo mundo acaba ficando mesmo é na cozinha.

Você quer o alimento ou o caos da sua cozinha? Uma cozinha agradável, organizada, leva você a comer menos fora de casa, o que, em contrapartida, significa uma alimentação melhor, menos dinheiro gasto em comida e, ainda mais: ter a família unida por mais tempo. A cozinha deveria ser um lugar onde você gostaria de passar a maior parte do tempo, um lugar onde você sentiria prazer em preparar e comer sua comida, um lugar que promoveria a alimentação como uma atividade comum. Um lugar de desenvolvimento e de receptividade. Não há outro cômodo da casa, entretanto, do qual se espere tanto quanto da cozinha. O caos que ali estiver instalado pode ofuscar a importância da cozinha na vida e na saúde de sua família.

Cozinhas podem, facilmente, tornar-se terreno para depósito de alimentos que nunca chegaram a cumprir sua função: vegetais que apodreceram nas gavetas das geladeiras; vegetais congelados que encheram as portas dos congeladores; e despensas que ficaram cheias de sopas, caixas de arroz e pacotes de aveia com data vencida. Gavetas e armários estão lotados de segundos e terceiros jogos de pratos e itens especiais, como o jogo de *fondue* e as travessas de servir que nunca viram a luz do dia, desde que você as guardou depois do seu casamento.

Se sua casa é o reflexo de quem você é, então, a sua cozinha é o reflexo da maneira como você come e se sente em relação à comida. Você não tem certeza de que isso seja o certo? Tente fazer um exercício comigo.

Gaste alguns minutos andando em volta da sua cozinha e tente olhar para ela como se a estivesse vendo pela primeira vez.

O que você sente quando entra nesse cômodo? Qual a primeira coisa que você nota? Como estão as superfícies de trabalho? E a pia? Abra alguns armários e gavetas e observe o que há neles. Estão organizados? Está clara a utilidade de cada um? Dê uma olhada na comida que você tem na cozinha. Ela parece apetitosa? A maioria dela está em pacotes? Há muito de tudo? Abra a geladeira. O que você vê? Qual o cheiro que ela exala? Qual é o seu estado de humor nesse cômodo? Qual é a função mais importante desse cômodo? A de comer? Ou é o escritório da família? Ou o lugar para se fazer a lição de casa? Imagine você encontrando o seu cônjuge pela primeira vez. Você o/a traria à sua casa para jantar algo preparado nessa cozinha? A sua cozinha reflete a vida que você quer? O que ela fala sobre você?

Caro Peter,

Freqüentemente, só de pensar em procurar algo entre a "tralha" armazanada, abrir caminho entre potes e panelas e esvaziar a pia, todo esse esforço para cozinhar uma refeição saudável, isso tudo me faz pensar numa única opção: "Vamos comer fora!". Nós nunca teríamos uma refeição saudável com o humor em que me encontro. Perdemos tempo e dinheiro consumindo calorias pouco saudáveis.

Quando a nossa casa está livre de "tralha" (como acontece agora, graças ao seu livro *It's all too much*), podemos pensar claramente no futuro, mesmo que o futuro esteja apenas daqui a cinco horas, como o jantar de hoje à noite. Quando você tem superfícies de trabalho limpas e claras, isso faz com que você anseie cozinhar o jantar, em vez de temê-lo!

ATIVIDADE

Defina a visão para a cozinha que você deseja ter.

Palavras que descrevem sua cozinha ideal:

- ______________________________
- ______________________________
- ______________________________
- ______________________________

Na minha cozinha ideal, eu seria capaz de:

____

____

Na minha cozinha ideal, minha família seria capaz de:

____

____

Para a maioria dos meus clientes, esta foi a primeira vez que eles realmente analisaram as respectivas cozinhas. Enquanto eles olham para suas cozinhas todos os dias e passam boa parte do tempo nelas, vê-las sob uma nova luz é sempre uma experiência reveladora, e, freqüentemente, desconcertante. A organização e o estado de sua casa, incluindo a cozinha, tem um impacto direto no resto de sua vida. Esse elo, quase sempre negligenciado, é algo que nunca vou enfatizar o suficiente.

Nos filmes, a instrução "Coloque a casa em ordem" é o que o médico, preocupado, sempre diz ao paciente que acaba de saber que tem apenas mais três meses de vida. É algo que se refere às coisas mais importantes que alguém tem a fazer antes de morrer: arrumar a própria vida. Por que esperar até você estar em seu leito de morte para fazer isso?

A sua cozinha é a fonte de nutrição da sua família – tanto no sentido restrito da comida que você come, quanto num sentido mais amplo, como o de providenciar parte do humor, da atitude, da motivação e da atmosfera de bem-estar, de tudo de bom e positivo que deveria estar presente no seu lar. A sua cozinha é o lugar que alimenta seu lar. Ela tem de ser parte da visão de vida que você quer e do lar que é importante para você. Um elemento-chave na recente reforma da minha própria casa foi a remoção de uma parede, a fim de abrir espaço da cozinha para o resto da área de estar da casa. A habilidade de partilhar refeições com a família e amigos num espaço amplo, caloroso, acolhedor era crítico para o projeto de nossa casa e sobre o que nós sentíamos ser o mais importante para nossa vida: celebração, amizade, calor e colaboração. Nossa cozinha representa muito de nossa vida e de nossa família. A sua cozinha faz o mesmo?

A cozinha é o centro nervoso de qualquer casa. É, normalmente, o primeiro ponto de parada quando alguém chega a uma casa, e, freqüentemente, é o local onde a maior parte das ações acontecem – ficar juntos e conversar, cozinhar, comer, fazer a lição de casa, ou mesmo, pagar algumas contas. É onde as coisas importantes acontecem e são essas coisas que você quer cultivar em seu lar – ótimos pratos, preparados com facilidade; uma nutrição melhor para você e sua família; o prazer em passar o tempo num ambiente acolhedor; a vontade de comer uma comida saudável em vez de se sentir inclinado a "agarrar" qualquer comida pronta para levar para casa; e, talvez, o mais importante de tudo: a cozinha é onde se fortalecem os laços familiares.

UMA COZINHA PARA COZINHAR

Por que você tem uma cozinha em sua casa?

ATIVIDADE
Descubra a verdade sobre a sua cozinha

Minha cozinha é o lugar onde eu/nós	Verdadeiro/Falso
1. Deixo a correspondência e outros papéis se acumularem.	( )
2. Assisto à tevê.	( )
3. Armazeno comida.	( )
4. Moro.	( )
5. Trabalho/faço lição de casa.	( )
6. Preparo a comida.	( )
7. Alimento os animais de estimação.	( )
8. Deixo uma porção de potes, panelas e outros equipamentos de cozinha que eu raramente utilizo.	( )
9. Janto.	( )
10. Danço música *country*.	( )

A principal finalidade da cozinha é a alimentação. A maneira como ela está organizada deveria ser para tornar a preparação dos alimentos mais fácil e agradável. Se você respondeu "verdadeiro" para os números 3 e 6, e "falso" para todo o resto, você está em boa forma. E se você também come na cozinha, assinalando o número 9, mas numa boa, limpando a mesa, isso também significa um bom uso do espaço (falaremos mais sobre a sua mesa de jantar no próximo capítulo). Se você não respondeu "verdadeiro" para os números 3 e 6, bem, está na hora de você sair e comprar uma geladeira e um forno!

Agora, se você respondeu "verdadeiro" para qualquer atividade adicional realizada na cozinha, precisamos pensar um pouco e traçar prioridades. É simples e fácil: colocar boa comida na sua mesa vem em primeiro lugar. Qualquer coisa que interfira nisso deveria ser colocado para fora da cozinha – mesmo a dança!

Avalie o espaço que você tem

As cozinhas não se criam sozinhas. Mesmo que cada casa tenha um cômodo para que o preparo, o cozimento, a degustação da comida e a limpeza sejam feitos, nem todas as casas têm uma cozinha que funcione bem e que atraia e alimente as pessoas. É aí que você entra!

Primeiro, simplesmente verifique os diferentes espaços da sua cozinha – armários, áreas que você tem para preparar a comida, a quantidade de superfícies disponíveis de trabalho, áreas de armazenamento, espaço para a limpeza e a quantidade de área que você dispõe para mover-se. Avalie o que você possui em casa de forma a ter uma idéia sobre o que é possível e o que é razoável fazer para esse espaço.

Tome nota sobre para que mais esse cômodo é usado, além de sua função normal de cozinha – lição de casa, projetos escolares, pagamentos de contas, para dobrar a roupa lavada etc. Faça uma lista do tamanho que você quiser para enumerar todas as atividades que acontecem na sua cozinha. Uma vez que você tenha a lista completa e um senso de quanto espaço disponível você tem, você pode então começar a trabalhar.

Pense na sua cozinha como se ela estivesse dividida por "zonas"

Você tem de alcançar um equilíbrio para sua cozinha, considerando as necessidades de cada um na sua casa e o reconhecimento de que essa é a área destinada a alimentar e nutrir a família. Precisamos dividir a cozinha em áreas específicas ou "zonas", para assim ajudar a organizar e permitir o melhor uso desse espaço. As zonas relacionadas com o preparo e o ato de servir a comida são as mais importantes. Depois que elas estão estabelecidas, você pode criar outras zonas – como áreas para lição de casa, *hobbies* ou pagamento de contas – se o espaço assim o permitir. Entretanto, são as suas necessidades nutricionais que devem ter prioridade nesse cômodo.

Existem quatro áreas de atividades principais, as quais devem ser estabelecidas em qualquer cozinha: a área do preparo, o centro do ato de cozinhar, a área das refeições (se você tiver uma) e a área da limpeza. Se você não tem uma cozinha onde possa comer, incorpore a sala de jantar a seu plano, como se fosse uma área de refeição. Tendo em mente o espaço de que você dispõe e o desenho da sua cozinha, decida onde cada uma dessas áreas de atividade ficarão. Embora essas áreas possam parecer óbvias – por exemplo, a área de limpeza é onde a pia está localizada –, é importante manter essas áreas específicas em mente enquanto seguimos adiante.

Olhe novamente para o espaço de que você dispõe e decida que outras zonas ou áreas para atividades especificas você ainda precisa, desde que sua cozinha tenha espaço para isso. Agora complete a lista da página seguinte, anotando o que é necessário para que essas zonas funcionem da forma que você quiser. Dei algumas idéias para você começar. Você pode querer adicionar mais zonas para suas necessidades específicas.

ATIVIDADE

Divida a cozinha em zonas de serviço

ZONA	ITENS NECESSÁRIOS	
	Minhas sugestões	Suas sugestões
Área de preparo do alimento	Tábua de corte Facas Tigelas/Vasilhas	
Centro para o ato de cozinhar	Panelas e frigideiras Temperos Utensílios	
Área de refeição	Talheres e pratos Copos Guardanapos	
Área de limpeza	Escorredor Detergente líquido Esponja e pano de limpeza	
POSSÍVEIS ZONAS ADICIONAIS		
Área de lição de casa	Cartolina Lápis e canetas	
Área de pagamento de contas	Talões de cheques Calculadora Canetas	

Você deve ter notado que não incluí aí a área de armazenamento de alimentos, uma área-chave em qualquer cozinha. A despensa é tão central no tranqüilo funcionamento da cozinha e bem-estar da sua família que trataremos dela separadamente.

Identificar os itens necessários em cada zona o ajudará enquanto você se move para a próxima fase.

MANTENHA "O PESO" DA COZINHA SOB CONTROLE

Cozinhas atraem uma tonelada de objetos inúteis, sobre os quais você pensa: "Tenho de ter esses aparelhos e dispositivos". Veja os comerciais de televisão tarde da noite para comprovar o que eu falo! Se você fez compras pelo telefone após as 20h, existem boas chances de que seja algo que você não precisava. O primeiro passo para organizar-se é reduzir seriamente a quantidade de comida, de pratos e equipamentos da sua cozinha. Descarte aqueles itens que já não têm mais utilidade. Você realmente precisa guardar aquela máquina de fazer pão só porque foi um presente de Natal? Ela está ocupando um espaço valioso na bancada. E aqueles potes especialíssimos, as panelas, os cortadores de ovos, o descaroçador de maçãs, as colheres para fazer bolinhas de melão e quem sabe mais o quê – você realmente os utiliza?

Por mais apavorante que isso possa soar, o que você precisa fazer agora é ajudar sua cozinha a perder alguns daqueles "quilos extras" que ela acumulou durante anos. Avalie o que você tem na sua cozinha e descarte o que não é mais necessário. Tenha coragem – esse é um passo importante do processo. Tornar sua cozinha mais leve é um passo em direção a tornar você mesmo mais leve. Limpar sua cozinha é um processo com duas funções: "purificação rápida" e "limpeza profunda". Seja implacável na "purificação rápida" e, eu prometo, a "limpeza profunda" será mais fácil.

Purificação rápida e limpeza profunda da cozinha

Purificação rápida

Comece num extremo de sua cozinha e caminhe na direção de cada armário e de cada gaveta. Retire tudo o que você não usa mais ou não precisa e também remova tudo o que não pertence à cozinha – brinquedos, material de artesanato, peças de carro, instrumentos musicais. Você captou a idéia. Qualquer coisa que não seja usada para o preparo de comida, para seu armazenamento, para servi-la ou que sirva para a limpeza, tem de sair. Livre-se dos itens duplicados que você tem e decida qual é o melhor para manter guardado. Se estiver quebrado, jogue fora. Se estiver manchado ou lascado demais para ser usado – jogue fora. Se você não gosta daquilo – livre-se dele. O objetivo aqui é remover aqueles itens que você definitivamente não quer, não precisa ou não usa. Não é preciso raciocínio ou muita energia para fazer isso. O segredo é mover-se o mais rápido que você puder. Coloque todos os itens na bancada, ou no chão ou mesmo num carrinho qualquer estacionado na cozinha, se isso ajudar – mas tenha êxito em fazer isso! Então, ainda rapidamente, leve todos os itens que você não precisa mais para fora da sua cozinha. Lembre-se de que, quanto mais espaço você deixar livre nesse estágio, menos trabalho você terá no próximo.

Limpeza profunda

Você já deve ter notado uma diferença na aparência de sua cozinha. Livrar-se da "tralha", sem nenhuma organização, abre mais espaço do que a maioria das pessoas pode imaginar. Agora, olhe novamente para as zonas ou centros e as atividades que você listou na sua tabela. Agora você precisa se mover com certa lógica através da sua cozinha e remover tudo de cada armário – você pode fazer o mesmo com as gavetas mais tarde (Nota: você pode dividir essa "limpeza profunda" em vários momentos.

Limpe uma gaveta ou armário a cada noite, em vez de assistir à tevê. Você pode se encontrar tão focado no objetivo que você acaba petiscando menos).

À medida que você se move pelo cômodo, considere se vai manter ou descartar cada item da sua cozinha, faça a si mesmo as seguintes perguntas:

1. Eu usei isto nos últimos 12 meses?
2. Eu gosto de usar este utensílio/aparelho de cozinha?
3. Isto faz o preparo da comida ser mais fácil ou mais rápido?
4. Isto é fácil de limpar?
5. Eu tenho todas as peças disto?
6. Eu quero isto na minha cozinha?

Se a resposta a qualquer uma dessas perguntas for não, então aquele item não tem mais lugar na sua cozinha – ele deve sair. Constantemente digo que as únicas coisas que deveriam permanecer na sua casa são as coisas de que você gosta e usa. É o mesmo princípio a ser aplicado na cozinha.

Se você decide que um item deve ficar, determine em que zona da sua cozinha você irá usá-lo e coloque-o na bancada da cozinha ou na mesa junto com outros itens similares. Pode ser útil fazer marcas em cada zona, usando etiquetas temporárias, para saber o que deve ir para qual lugar. Seja implacável. Tirar esse excesso de "gordura" da sua cozinha é tão importante quanto tirar o peso extra dos seus quadris.

No final do processo, descarte, doe ou cave um buraco no seu quintal para enterrar as coisas que não fazem mais parte de sua cozinha, assim elas não têm chance de voltar para dentro de casa! Acredite: se você deixá-las ficar por perto, a tentação de voltar a enfiá-las em alguma gaveta ou armário será grande demais! Finalmente, aproveite essa oportunidade para esfregar as prateleiras e a parte interna dos armários e das gavetas.

Você deverá ter agora apenas aquelas coisas de que você precisa, usa e tem prazer em possuir. Recoloque-as nos armários da sua cozinha.

> Caro Peter,
>
> Há mais ou menos um ano, retirei toda a bagunça da minha cozinha. Eu estava tão envolvida na tarefa que não me concentrava na comida. Na verdade, comecei um tipo de "jejum" de maneira natural. Eu estava fazendo uma limpeza na minha cozinha e, simultaneamente, uma limpeza no meu corpo. Normalmente, sou obcecada por comida, então isso parecia extraordinário para mim. Neste momento, estou carregando entre 4,5 quilos e 6,5 quilos mais do que me faz sentir confortável comigo mesma, e, da mesma forma, a minha casa está atravancada com "gordura" extra. Eu achava que tinha algum tipo de incapacidade organizacional, mas agora acho que a minha bagunça me protege de alguma forma (da mesma forma que aquele pneuzinho de gordura em volta da cintura pode proteger você). A bagunça é uma maneira de sabotar a minha vida, da mesma forma que ganhar peso faz com que eu me sinta desamparada e desanimada em relação ao meu corpo.

Consiga ajuda

Se você não mora sozinho, não vejo razão para que você retire toda a tralha sozinho. A menos, é claro, que seja a sua bagunça. Nesse caso, você deveria parar de reclamar e pegar no "batente". Mas arrumar tempo para fazer a limpeza da cozinha e da despensa em família é uma ótima oportunidade para abrir linhas de comunicação. Comece pela manhã com todos de estômago cheio, e tenha sanduíches ou uma salada pronta, para o almoço. Você não quer que o dia se transforme em um festival do lanche.

Agora, ao trabalho!

A cozinha é muito fácil de ser dividida. Dê ao seu parceiro ou parceira e às crianças tarefas que façam sentido, de acordo com as respectivas idades e habilidades. Uma criança pequena pode ser designada para tirar tudo das prateleiras baixas da despensa (supondo-se, claro, que essas prateleiras não estejam lotadas de detergente com agentes tóxicos e facas afiadas). Um pré-adolescente pode limpar a geladeira. Mesmo um adolescente pode ser persuadido a identificar potes, panelas e utensílios de cozinha que você nunca usa. À medida que vocês limpam juntos, vocês vão se encontrar dividindo lembranças de feriados passados, ou falando sobre as festas de *fondue* que vocês sempre acharam que fariam um dia. Faça desse dia um dia sem nenhuma briga, seu marido pode finalmente admitir que ele detesta a maneira como você cozinha o arroz ou sua esposa pode confessar que ela fica feliz quando você lava a louça, embora ela sempre lave tudo de novo logo depois que você termina de lavá-las.

DIVIDINDO EM ZONAS

Uma vez que você completou a "purificação rápida" e a "limpeza profunda", está na hora de colocar sua cozinha em ordem, com as zonas em ação.

Trabalhe em volta do "triângulo mágico"

Enquanto você decide quais áreas representam zonas específicas, e onde as coisas devem ficar, tenha em mente o que é freqüentemente chamado de o "triângulo mágico". Pense na área formada pela pia, geladeira, fogão e forno como o triângulo mágico da sua cozinha. Esse triângulo é o terreno sagrado – o foco do preparo, da limpeza e do ato de servir a comida. Qualquer coisa que for primordial para o preparo diário da comida (vasilhas, colheres de pau, sacos plásticos para armazenar, pratos de uso diário etc.) deve ficar nessas áreas ou ao lado desse triângulo imaginário. Nada mais deve ficar nessa área. Um passo fora do triângulo e ali estão aquelas coisas que você usa regularmente, mas não com freqüência, na sua cozinha: processador de alimentos, liquidificador, vasilhas para usos especiais. Um passo mais distante e ali estão as coisas que você raramente usa: máquina de fazer pão, assadeira de peru, cortadores de biscoitos para festas. Sistematicamente, comece colocando os itens em suas respectivas zonas ou áreas designadas. Seja esperto e coloque as coisas mais pesadas e de uso menos freqüente na parte mais baixa dos armários de cozinha e, as leves, as menos usadas, em local mais alto, mas ainda ao alcance. Organizando sua cozinha dessa forma, você se moverá com mais eficiência no mesmo espaço, com um mínimo de movimentos e o máximo de retorno. Tendo os itens mais importantes e freqüentemente usados por perto, você economizará uma quantidade enorme de tempo e de energia em sua cozinha. De repente, será rápido e um prazer trabalhar naquele espaço.

Caro Peter,

Se eu me livrasse de toda a bagunça da minha cozinha e geladeira, eu seria capaz de, facilmente, achar o que eu preciso para preparar refeições mais saudáveis. É pelo menos 60% da batalha. Ter bancadas/áreas de trabalho limpas é o paraíso. Quanto mais espaço eu tenho, mais vontade sinto de preparar refeições que requeiram mais (e normalmente melhores) ingredientes. Quanto menos espaço de trabalho eu tenho, menos vontade sinto de preparar essas refeições mais "complicadas" (porque simplesmente eu não tenho onde colocar os ingredientes).

Sejam pratos, vasilhas e panelas ou itens alimentícios, certifique-se de manter itens similares juntos e organizados em cada área. Seguindo essa regra, você também economizará tempo e dinheiro, pois poderá ver os itens que você já possui. No que se refere aos mantimentos, você também pode rapidamente fazer um levantamento do que já tem em casa e assim evitar comprar coisas demais.

FOLHA DE "COLA" DO TRIÂNGULO MÁGICO

A maioria das pessoas não organiza sua cozinha. Elas apenas desembalam-na quando se mudam e nunca mais mudam as coisas de lugar. É tempo para uma reavaliação. (E enquanto você faz mudanças, você terá chance de limpar algumas daquelas gavetas que você nunca limpou).

Itens relacionados a armazenamento de comida devem ficar próximos à geladeira. Pense em: potes, clipes, papel alumínio e sacos plásticos.

Itens relacionados com o preparo de comida devem ficar próximos à pia. Pense em: facas, tábuas de cortar, coadores e peneiras.

Itens relacionados com o cozimento (e assar) devem ficar próximos do fogão e do forno. Pense em: vasilhas, panelas e utensílios para cozinhar.

Incluídos também no triângulo mágico, estão os pratos de uso diário.

Um passo para fora do triângulo: devem estar os itens que você usa regularmente, mas não com freqüência. Pense em: processador de alimentos, liquidificador e vasilhas para usos especiais.

Um passo mais longe (ou numa prateleira alta e fora de alcance): aí devem ficar os itens que você raramente usa. Pense em: máquina de fazer pão, assadeira de peru, cortadores de biscoitos para as festas.

Mantenha superfícies planas desimpedidas

Depois de estabelecer zonas, deve-se manter as superfícies planas desimpedidas, algo, aliás, que é importante para ter em mente para a cozinha, assim como para qualquer cômodo da casa. Uma bancada limpa e desimpedida faz qualquer cozinha parecer mais organizada, passando uma sensação acolhedora. Além disso, é infinitamente mais fácil de limpar. Isso encoraja as pessoas a se reunirem e faz do preparo da comida algo que pode ser divertido. Uma vez que as superfícies planas começam a desaparecer sob a bagunça, você perde a motivação para manter a área organizada. Assim, o espaço em questão começa a atrair pó e sujeira, aliás, componentes do problema da bagunça. Considere as superfícies planas como uma área de preparo e não uma área de armazenamento.

Livros de culinária e de receitas

Se você já tem livros de culinária e de receitas tomando espaço da sua cozinha, livre-se daqueles que você nunca usa nem nunca usará. Ache um caderno de receitas barato ou uma caixa-arquivo e guarde ali todas aquelas receitas fantásticas que você acha em revistas, ganha de amigos ou que sua avó deixou para você. Mantenha o caderno de receitas com os outros livros de culinária num lugar central da sua cozinha. Verifique seus livros de cozinha e descarte qualquer um que você não tenha abrido no prazo de um ano. Se, por acaso, você realmente um dia precisar daquela receita de "Bolo creme strudel de maçã da Bavária", sempre existe a internet.

UMA GELADEIRA COM VISTA

A geladeira é a parte mais importante do triângulo mágico. É ali onde você guarda as comidas que planeja comer nos próximos dias. O que você quer da sua geladeira? O que ela deveria ser é um local para temporariamente guardar comidas saudáveis para sua família. O que ela não deveria ser é um lugar onde você fica parado na frente, com a porta aberta, encarando uma desordem de comidas variadas, tentando imaginar como é possível combiná-las para fazer uma refeição. No Capítulo 6, vamos fazer uma lista de compras e vamos às lojas juntos, mas vamos começar falando em termos gerais sobre o que você deve ter na sua geladeira.

Comida na geladeira deveria ser comida acompanhada de um plano. Tudo o que pertence à geladeira tem uma data de validade. Isso significa que estragará. Então, se você não tem um plano imediato para usar algo, livre-se dele. Lembre-se: a questão não é guardar alimentos porque você poderá ter um uso para eles algum dia. Band-aids são algo que é bom ter à mão em caso de emergência, comida não (a não ser, digamos, comida de sobrevivência para depois de um cataclisma). Não faz sentido dizer: "Você nunca sabe quando pode precisar comer". Você precisa comer todos os dias! Várias vezes ao dia! Também não faz sentido dizer: "Você nunca sabe quando pode chegar tarde em casa e ter de fazer o jantar às pressas". Você sabe que isso acontece com você. Você sabe com que freqüência acontece. Deveria ser parte do seu plano no momento em que você compra comida.

Limpe sua geladeira toda semana, preferivelmente antes de você ir às compras. Jogue fora toda a comida com data de validade vencida. Então, quando você voltar para casa do supermercado, organize a comida de forma lógica. Enquanto você acomoda as compras, puxe as comidas mais velhas para a frente, assim você vai utilizá-las primeiro. Se você tiver espaço, deixe uma gaveta para vegetais, uma para frutas e uma para carnes. Use uma gaveta menor para queijos ou lanches. Mantenha itens do mesmo gênero juntos – todos os laticínios juntos numa prateleira. Todos os lanches agrupados juntos. Todas as comidas já preparadas, empilhadas de forma organizada. Se você tiver tempo, faça um favor a si mesmo e lave e seque os vegetais e as frutas que podem ser lavados, antes de guardá-los, assim eles estarão prontos para serem usados quando você quiser.

Frutas e vegetais

Se você regularmente se pega jogando fora pêras machucadas e folhas verdes flácidas, não aceite isso como um fato da sua vida. O problema pode não ser o fato de você ter comprado demais. Existem chances de que, quando você estava no supermercado (ou no hortifruti), estivesse imaginando refeições saudáveis, coloridas e balanceadas, assim como lanches com alimentos de todos os grupos da pirâmide alimentar.

Você comprou uma quantidade razoável de frutas e vegetais, trouxe-os para casa e de repente gravitou em direção às bolachas. Frutas e vegetais estragados significam que você não tinha um plano, você comeu muita comida "fácil".

Condimentos

Mostarda, geléia, molho de salada, picles... o que são todas aquelas coisas que ficam uma eternidade agonizando na porta da sua geladeira? A cada poucos meses, dê uma olhada nesses condimentos. Certifique-se de que eles tenham bastante espaço e não transbordem para além da porta. A porta é o único lugar onde os condimentos são permitidos. Jogue fora aqueles potes que você muito provavelmente não vai abrir de novo. E, por favor, lembre-se, nada dura para sempre. Procure passar uma fita adesiva na tampa fechada, escreva a data na fita e verifique-a três meses mais tarde. Livre-se de tudo o que ainda tiver a fita mantendo-o fechado.

Por que se incomodar?

Se tudo isso parece muito trabalho, você está certo! É mesmo. O sucesso não vem sem algum investimento pessoal. Nós estamos investindo na sua vida! Entretanto, se você está falando sério quanto a perder peso e levar a vida de forma mais saudável, uma cozinha organizada e limpa é a chave para fazer com que isso funcione. Você sabe que há pouco incentivo em se trabalhar numa cozinha que está toda bagunçada, desorganizada e na qual é difícil de se movimentar. Cada aspecto do preparo de uma refeição numa cozinha caótica leva mais tempo e mais esforço, e, caso você a mantenha assim, não vai demorar muito para se ver rumando para a opção mais fácil – comida comprada pronta! Quem precisa de aborrecimentos se você pode pegar o telefone e pedir uma pizza calabresa extragrande, acompanhada de um refrigerante *diet* grande (já que você está tão consciente de seu peso!). Não sabote a si mesmo. Limpe o excesso agora, então você não sucumbirá à tentação mais tarde!

Armários de cozinha e gavetas

Quanto mais fácil é a localização das coisas em sua cozinha, mais agradável se torna a experiência de preparar a comida. Vamos pensar em alguns pontos problemáticos bastante típicos.

Vasilhas e panelas

Vasilhas e panelas são desajeitadas e difíceis de guardar. Cabides pendendo do teto ou armários de canto com bandejas rotatórias ajudam, mas se você não tem essas opções, reduza sua coleção ao mínimo. Dê as vasilhas que você não usa mais. Guarde as vasilhas grandes que você usa apenas ocasionalmente, mas longe do triângulo mágico.

Utensílios

Use as divisórias da sua gaveta de utensílios. Separar garfos e colheres é uma ótima maneira para fazer uma criança pequena ajudar a esvaziar o lava-louças. Se você tem uma gaveta grande para todas as suas ferramentas de cozinha, dê uma olhada nela regularmente. Livre-se de todos aqueles estranhos aparelhos que você nunca usa. E, por favor: nunca misture facas afiadas e tesouras com outros utensílios. Mantenha as facas acessíveis na sua área de preparo.

Potes para guardar alimentos

Tente selar cada um dos seus potes de plásticos com uma fita crepe. Quando for utilizar o conteúdo, você então tira a fita. Passado um mês ou dois, livre-se de todo o conteúdo dos potes que ainda estão completamente fechados com a fita. Também não superaqueça ou use demais os potes plásticos. O plástico é testado apenas para o uso a que o fabricante se propôs. Se você o trata de forma diferente, corre o risco de ter componentes plásticos passeando por sua comida. O que não é uma idéia muito agradável.

Lixo

Mais do que qualquer outra coisa, eu quero que você livre sua cozinha do lixo. Não deixe correspondência empilhada. Mantenha as superfícies planas limpas. Não deixe a cozinha ser um "lugar para tudo", para coisas que não têm um lugar na sua casa. Todas as coisas devem ter um lugar aproporiado que faça sentido. Sem gavetas de lixo cheias de coisas, sem pares e pedaços de brinquedos quebrados. Não. Para o lixo.

UMA DESPENSA COM PROPÓSITO

Despensas são mais difíceis de lidar do que geladeiras. Por quê? Nossas despensas estão normalmente lotadas de alimentos que compramos porque eles pareciam bons, ou porque eles pareciam bons alimentos para se ter à mão, ou porque eles estavam em liquidação. Elas são mais ou menos como o *closet* de roupas – cheio de compras impulsivas e enganos cometidos durantes as liquidações. Em vez de ser um lugar aonde os alimentos vão para perder a validade, faça da sua despensa a plataforma de lançamento para uma vida saudável. Se você vai experimentar comprar coisas novas, tenha certeza de ter uma receita e um plano para toda refeição que você queira cozinhar. O mesmo vale para os itens em liquidação. Conseguir um bom preço naquela caixa de arroz arbóreo não significa nada se você não tem a menor idéia de como preparar um risoto.

Caro Peter,

Sua despensa deve ser limpa e organizada, com os itens que você não usa com freqüência dispostos de maneira menos acessível e os de uso diário na frente deles. Se minha despensa está organizada, posso ver que alimentos tenho e posso juntar as coisas para fazer refeições saudáveis, em vez de correr para o supermercado para conseguir o ingrediente que está faltando. Assim o jantar se atrasa e eu fico faminta, mais inclinada a agarrar alguma coisa rápida – e não as mais saudáveis – para comer pelo caminho.

Tire tudo para fora e limpe

É isso, puxe cada caixa para fora da despensa. Isso vai lhe dar uma ótima oportunidade de limpar as nozes e os pedacinhos de cereais que escaparam e estão perambulando livremente entre os sacos e as caixas.

Jogue fora

Livre-se de tudo o que estiver estragado, com o prazo de validade vencido ou infestado de insetos (isso acontece!). Agora olhe e veja o que você deixou. Você apenas vai colocar de volta aquelas caixas que parecem velhas amigas porque você as comprou novamente tantas e tantas vezes. Qualquer outra coisa deve ser jogada fora.

Compre para a sua despensa

Vamos preparar nossa lista de compras no próximo capítulo, mas vamos falar sobre como a sua despensa deveria funcionar. Digo às pessoas que você não pode ter mais livros do que espaço nas suas estantes e a mesma lógica se aplica a todas as outras prateleiras, armários de cozinha e gavetas da sua casa. Se você superlota sua despensa, você não a utilizará eficientemente. Antes de ir às compras, compare a sua despensa com a sua lista de compras. Certifique-se de não ter colocado nela itens que você já tenha em quantidade suficiente. Muitas compras para a despensa são compras por impulso. Você pega uma outra caixa de aveia instantânea porque parece com algo que pode precisar, apenas para chegar em casa e descobrir que já tinha três caixas guardadas. É por isso que você precisa fazer uma lista antes de comprar e ater-se a ela. Se você tem um espaço limitado na sua despensa (e quem não tem?), precisa pensar cuidadosamente antes de comprar qualquer coisa. Se você usa farinha apenas ocasionalmente, não compre um pacote de dois quilos. Resista ao ótimo preço do pote de maionese "tamanho para restaurantes". Você precisa de molho de tomate para uma semana – você sempre pode comprar. Deixe-me dizer isso novamente: "suficiente" é o suprimento para uma semana. Você não vai entrar em hibernação no inverno.

Alimentos "tralha"

Quando você faz compras para sua despensa, esteja atento ao alimento "tralha". Como as caixas cheias de "sabe Deus o quê" enchendo seu porão ou garagem, os alimentos tralha são alimentos que você acha que deveria ter em casa, mas na verdade não come. Vamos examinar alguns alimentos que ocupam lugar nos nossos armários.

Alimentos "ambição"

São aqueles que você compra na esperança de que você se tornará a pessoa que você não é. São mercadorias para assar para a pessoa que nunca assa nada. São condimentos aromáticos para uma pessoa viciada em comida congelada. São bagos de goji tibetanos com mágicas qualidades antioxidantes, comprado porque você estava fantasiando que aquele pequeno alimento poderia atender a todas as suas necessidades nutricionais. Sou completamente a favor da aventura e de novas experiências, mas se você nunca vai descer o Rio Grande navegando numa canoa, não há razão para ter um barco na sua garagem. E se o momento goji passou? Deixe-o ir.

Alimentos "entretenimento"

Você leu em alguma revista que todo bom anfitrião sempre deveria ter alguns itens-chaves à mão, para aquela recepção não planejada. Então você prontamente saiu e comprou um vidro de azeitonas, vários pacotes de bolachas crackers, pasta de marmelo ou mel exótico e alguns outros obscuros itens de despensa. Deveria ser bom saber que se você encontrasse alguém na rua, você poderia dizer: "Entre, vamos tomar um copo de vinho". Você estava tão organizado e pronto! Sim, isso foi há quatro anos e dois apartamentos atrás, e você empacotou e mudou aquele "margarita mix" e o sal de uma despensa para a outra. Vamos encarar o fato: ou você é anti-social ou quando você recebe pessoas em casa vai às compras para ter ingredientes frescos. Não importa como você as prepara, aquelas azeitonas têm de ir embora.

Alimentos "segurança"

Você come refeições saudáveis no café-da-manhã, no almoço e no jantar, mas mantém em sua despensa um monte de comida "tralha", sem valor nutricional, mas que você verdadeiramente ama? Você tenta comer bem, mas às vezes só quer uma boa e velha caixa de talharim com aquele queijo em pó cor de laranja por cima? Ou um pacote gigante de batatas chips? Talvez você se sinta melhor ao saber que, se você tiver aquele imenso desejo que requer uma dose instantânea de chocolate, sua despensa terá um estoque ilimitado de gotas de chocolate meio-amargo, mesmo que você os tenha comprado sem a menor intenção de fazer cookies?

Você acha que esses alimentos fazem você se sentir mais seguro, mesmo se você não tivesse de "atacá-los", apenas porque você sabe que pode tê-los sempre à mão, não importa quando? Mas seu macarrão com queijo está decepcionando você. Ele não estará lá quando você estiver triste. Ele está lá para ser comido no jantar. Ou no lanche. Não importa quanto você esteja desorganizado e propenso a uma "saída" mais fácil. Esses não são alimentos de segurança. Eles são alimentos perversos (se é que podem ser chamados de alimentos) e não pertencem à sua despensa. Adeus!

Alimentos de emergência

Sim, eu conheço todos aqueles inventários de emergência distribuídos nas feiras locais, com listas de todos os alimentos não-perecíveis na forma de latas, vidros e mais a água que você deveria ter à mão em caso de guerra termonuclear global. Aqui está tudo o que eu tenho a dizer a respeito: comprar comida de emergência é como comprar seguro – no fundo, você espera nunca ter de usá-los. Todo o seu suprimento de emergência deveria estar num lugar fora do caminho, em seu porão, garagem, armário de estoque ou lá no fundão da sua despensa (se ela for excepcionalmente grande). A única exceção é se você é suficientemente organizado para consumir seu suprimento de alimentos com o tempo, substituindo-os por latas e vidros mais novos. Tiro meu chapéu para você se realmente consegue fazê-lo. Você é um em um milhão.

Organize sua despensa

Você limpou sua despensa dos alimentos que não come. Agora que você tem um bom e limpo armário de cozinha, com bastante espaço, está na hora de colocar ordem nos alimentos que está guardando.

Priorize. Enquanto você coloca as coisas para fora, priorize-as. Alimentos que você usa todos os dias ou com bastante freqüência, como cereais ou o seu chá favorito, devem ficar na prateleira mais acessível.

Agrupe coisas semelhantes. Todos os cereais devem ficar juntos. Todas as nozes num lugar, colocando coisas afins próximas faz com que fique mais fácil achá-las, além de ajudar a prevenir comprar aquilo que já se tem. Se o espaço é um problema e você precisa usar toda a profundidade do seu armário, certifique-se de colocar as coisas altas no fundo e as mais baixas na frente.

Utilize o espaço vertical. Se as suas prateleiras são bem espaçadas, você pode comprar suplementos que permitem adicionar prateleiras extras ou suportes-cabide, os quais podem ser pendurados na porta da despensa. Adicione prateleiras corrediças para usar ao máximo a profundidade. Se seu lugar de estocagem é alto, ache uma escada bonitinha, que não incomode você tê-la perto da cozinha. Todo um nível extra de estocagem, de repente, se torna acessível.

Passe de um recipiente para outro. Transfira os alimentos que vêm em embalagens confusas ou desorganizadas para recipientes limpos. Também transfira-os, se você tiver problemas de insetos. Alguns recipientes distribuem o alimento pela parte de baixo, então, se você completá-lo antes que o recipiente esteja completamente vazio, mesmo assim você ainda estará usando o conteúdo mais antigo primeiro.

Aprimoramento físico

Sempre ajuda ter uma despensa clara e brilhante, assim os alimentos não desaparecem em cantos escuros. Uma mão de pintura branca fresca e uma melhor iluminação são ótimas formas de começar. Também invista numa prateleira de condimentos que funcione de verdade para o seu espaço. Se uma couber na parte de trás da porta da sua despensa, é uma ótima maneira de manter os condimentos à vista e fora do caminho. Uma bandeja giratória também é uma boa opção para condimentos ou outros itens pequenos da despensa.

Um compromisso com a sua cozinha é um compromisso com você e o processo para melhorar cada aspecto da sua vida. Aproveitar sua comida começa com sentir-se feliz na sua cozinha. E se você não aproveitar sua comida, você nunca estará feliz com seu corpo. É simples assim. Uma vez que sua cozinha está livre da bagunça, é hora de enchê-la com alimentos bem escolhidos.

CHECK-LIST DO CAPÍTULO 5

- Comece com uma casa sem bagunça.
- Defina um ideal para sua cozinha.
- Descubra a verdade sobre a sua cozinha.
- Divida sua cozinha por zonas.
- "Purificação rápida" e "limpeza profunda" da sua cozinha.
- Repense sua despensa.

Capítulo 6

A COMIDA QUE VOCÊ ARMAZENA

ENCHENDO A SUA COZINHA E O SEU ESTÔMAGO

Agora você tem uma visão clara da vida que quer para si.

Você pode facilmente me dizer com o que essa vida se parece e o quanto ela é diferente da vida que você está vivendo agora. Sua casa está livre da bagunça.

As coisas que você possui, valoriza e honra estão apropriadamente em uso ou à vista. Sua casa organizada é o reflexo da vida que você está construindo para si a cada dia – calma, ordenada e livre do estresse, na medida em que é possível estar diante de vidas tão atribuladas e repletas de compromissos.

Sua cozinha – o cômodo que alimenta e sustenta sua família – é um lugar que você aproveita usando e passando um bom tempo nela. É um cômodo que gera um sentimento de harmonia e relaxamento. Com algum esforço, agora você pode facilmente achar o que precisa na cozinha, despensa e geladeira.

Se você não tem a base para seguir adiante, então tem trabalho a fazer. A menos que um espaço livre de bagunça e organizado seja seu ponto de partida, você irá fracassar. Isso pode soar duro, mas é realmente simples. Espero que agora você possa ver a maneira como esse processo funciona. Nós começamos com o quadro maior – sua visão de vida – e, usando isso como fundação, trabalhamos para criar espaços que o apóiem e o encorajem a alcançar seus objetivos de felicidade – sua casa, sua cozinha e até mesmo sua despensa e sua geladeira! Espero que através do processo de "desbagunçar" sua casa, você tenha notado alguns interessantes efeitos secundários. Menos estresse, maior objetividade, maior motivação, mais espaço interno e o fato de comer menos comidas pouco saudáveis. Você abriu e clareou seu espaço físico e está agora fazendo progressos, dedicando-se a assuntos como o peso que incomoda você. Agora é tempo de planejar o que comer. E você não usa as palavras "tempo" e "plano" levianamente.

PLANEJE SEU DIA, PLANEJE SEU TEMPO, PLANEJE SUA VIDA

Embora nem sempre você tenha certeza disso, é você que controla sua própria vida. Você toma as decisões sobre o que faz, quando faz e com quem faz. Claro, existem certas coisas que estão além do seu controle, como o clima. Mas quando chove, você decide se quer usar uma capa de chuva alegre, esquecer o guarda-chuva para aproveitar uma enxaguada revigorante ou resmungar e lamentar por um dia cinza e sombrio. Você é o gestor da sua vida e eu quero que a governe com os princípios da proporção e da lógica. Não deixe as emoções conduzirem suas ações, caso contrário, o que você fará estará sujeito ao humor e à fantasia. Siga o plano, não as suas vontades. Contrabalance suas obrigações com suas prioridades. Empenhe seu tempo na proporção de seus objetivos. Faça escolhas lógicas, conscientes. Planejamento não é uma atividade desnecessária, que você deve empreender apenas para provar ao mundo o quanto está acima das coisas. Planejamento significa que você sabe o que quer da sua vida e que está determinado a seguir o caminho que projetou para chegar lá. Se você não está conduzindo sua vida, quem está?

QUESTIONÁRIO

Você é um planejador?

Responda às perguntas seguintes com "verdadeiro" ou "falso":

1. Mantenho uma agenda com todos os meus compromissos anotados.

2. Raramente estou atrasado.
3. Lavo minha roupa com regularidade, de forma que nunca fico sem "roupa de baixo".
4. Fiquei sem gasolina menos de três vezes na minha vida.
5. Ligo de volta para pessoas que não pude atender (pelo menos para as que me interessam) dentro de 48 horas.
6. Nunca pago multas por contas atrasadas.
7. Aos 30 anos, já preparei meu testamento e adiantei as diretrizes dos meus cuidados com a saúde; tenho seguro saúde e de vida.
8. Se estivesse planejando um casamento, eu teria uma planilha eletrônica com cada elemento-chave programado.
9. Se alguém me perguntasse sobre o meu registro financeiro mais recente, eu seria capaz de tirá-lo sem muito problemas.
10. Na minha casa, sei onde está quase tudo.
11. Faço plano para feriados ou para aniversários de familiares ou amigos com bastante antecedência.
12. Eu descreveria minha situação de trabalho como algo "sob controle".
13. Eu me exercito pelo menos três vezes por semana.
14. Habitualmente preparo uma lista de compras quando vou ao supermercado.
15. Sei, com pelo menos um dia de antecedência, o que vou preparar como refeição para os próximos dias.
16. Não apresso meus filhos "porta afora". Se eles levam dez minutos para amarrar seus sapatos, então que seja.
17. Nunca esqueço um aniversário importante ou aniversário de casamento.
18. Mantenho meu cabelo cortado em intervalos regulares.

Esse questionário cobre os aspectos organizacionais mais importantes de nossa vida. Não vou dar notas a você pelas suas respostas. Mas quero que você analise as suas respostas.

Avalie-se

Se a maioria das suas respostas foi "verdadeiro":

Você é uma pessoa organizada. Sua vida está sob controle. Você é provavelmente bem-sucedido e próspero na sua carreira. Qualquer um que o encontrasse pensaria: "Aqui está uma pessoa responsável, controlada." Isso é ótimo. Mas agora você precisa olhar para as poucas questões às quais as suas repostas indicaram "falso". Por que essas áreas são diferentes para você? Por que você é resistente a se dirigir a essas partes críticas da sua vida? Se você respondeu "verdadeiro" para tudo, exceto para as últimas duas ou três questões sobre exercícios e preparo de comida, não está sozinho. Para um número surpreendente de pessoas, o próprio corpo é a última fronteira. Nós temos a nossa saúde como algo certo. Comer pode ser um assunto emocional. A maioria de nós desenvolve rotinas de trabalho e de casa como adultos, mas nossos maus hábitos de saúde começam na infância e são mais difíceis de superar. É por isso que você está aqui, para elevar o seu corpo ao nível necessário para viver o resto de sua vida. Você será tão bem-sucedido nisso quanto o é em todo o resto. Você apenas precisa trabalhar nele.

Se a maioria das suas respostas foi "falso":

A vida pode ser opressiva. Algumas vezes temos de focar tão forte em um elemento de nossa vida – trabalho, relacionamentos, família, bem-estar emocional – que é duro manter o resto em equilíbrio. Meu conhecido, Andrew, um arquiteto, administra sua pequena empresa. Ele também tem esposa e dois filhos pequenos. Ele tem muito pouco tempo livre e escolhe gastá-lo lendo para seus filhos antes de eles irem para a cama, todas as noites, porque para ele aquilo é mais importante do que abrir a correspondência e muito mais do que pagar as contas pela internet. Ele diz que não há tempo o bastante durante o dia e ele tem de traçar prioridades. Isso é compreensível para situações temporárias, mas quando as coisas se acumulam exponencialmente, fica difícil "cair fora". Agora que seus filhos estão com sete e oito anos, anos de descuido levaram a uma insuperável bagunça em sua casa. Andrew diz que lidará com isso quando seus filhos estiverem na faculdade. Nós veremos. Se Andrew fosse meu cliente, eu pediria a ele para sacrificar uma noite por semana de leitura para as crianças. Ele explicaria a elas que embora seja importante para ele, também quer que eles tenham uma casa organizada e quer que as finanças da família estejam em ordem. Eu faria com que ele convocasse as crianças para seus próprios projetos na mesma noite. Tenho certeza de que suas habilidades de leitura não sofreriam, e eles teriam valiosas experiências para o futuro.

Se você vive num estado de desordem generalizada, precisa lidar com isso. Pare de comprar livros de dieta e lamentar-se sobre a sua aparência. Ponha o foco em livrar-se da bagunça e organizar sua vida, e você verá que a perda de peso vem em seguida.

Se as suas respostas foram metade "verdadeiro", metade "falso":

Nós somos todos humanos, ninguém é perfeito etc. etc. O que eu quero que você faça é olhar para a lista de questões e usar suas respostas para avaliar quais são suas prioridades. Se um estranho olhasse o seu questionário, que áreas da sua vida ele identificaria como sendo suas prioridades? Trabalho? Finanças? Família? E são essas coisas as mais importantes para você? O seu comportamento está alinhado com o que é mais importante para você? Porque, se a sua energia está indo na direção errada, não é de se admirar que você esteja se sentindo fora de controle. Não é de se admirar que você não esteja tão feliz quanto poderia estar. Você precisa se concentrar no que mais importa.

Você pegou este livro porque seu corpo e sua saúde são importantes para você. Mas se eles são uma prioridade, você está gastando seu tempo de maneira eficiente, isto é, você está vendo os resultados? Você está passando horas na ginástica, por meses, para terminar sem perder meio quilo? Você está constantemente se preocupando com o que come, mas ainda fazendo más escolhas? Você precisa de uma nova abordagem. Um novo plano.

PRINCÍPIO DA COMIDA-TRALHA

Se ela não é saudável e não faz parte do seu plano de refeição, não coma. É porcaria.

Planeje suas refeições

Agora chegamos à parte traiçoeira. O que você realmente deveria comer? Você pode ficar surpreso se eu não lhe fornecer cardápios e exemplos de refeições. Essa não é a minha área de especialização, nem acho que seja o que você precisa. Existe um milhão de livros de culinária que descrevem refeições saudáveis. Você não precisa que eu lhe diga que salada faz bem ou para comer vegetais e frutas (naturais) de todas as cores diferentes, ou para comer proteínas magras. Nem você precisa de mim para lhe dizer para comer grãos integrais e laticínios desnatados, para beber água em vez de refrigerante. Você já sabe que se "empanturrar" é ruim e que você deveria comer refeições em quantidade razoável. Coma regularmente, coma melhor e coma menos. Se sua gordura é um problema para você, existem chances de que você saiba mais sobre comida do que jamais saberei. Você já sabe o que deveria comer, com o que suas refeições devem se parecer e o que você deve evitar. Você ouviu esses "segredos" de cada livro de dieta que falhou com você. O foco aqui não está nos alimentos que você deveria comer, mas em achar a motivação, o compromisso, a habilidade para planejar comer os alimentos que são melhores para você. Não é sobre dieta. É sobre decisão.

Assim como eu a encontrei quando ajudei as pessoas a "desbagunçarem" e a organizarem sua casa; existe uma bússola dentro de você que vai orientá-lo para a direção correta. A menos que você tenha acabado de chegar de outro planeta, suponho que você já seja consciente em matéria de alimentos e saiba quais são realmente nutritivos. Não nutritivo-insosso. Você sabe o que contém a comida que você leva à boca? Você examinou a etiqueta na embalagem do que você terá para o jantar? Você não pensaria em engolir um tubo de ensaio de alginato de propilenoglicol ou de guanilato dissódico, ainda assim não há problema se o molho da sua salada está "batizado" com esses nomes. Você come alimentos saudáveis nas refeições, mas batatas chips ou doces no lanche? Você se entrega à sobremesa depois de cada refeição? Ou as suas refeições estão em si mesmas carregadas de gordura e de sal? Elas não são balanceadas? Todo alimento que está no seu prato apenas varia em tons de marrom? Comer os alimentos que você já sabe que são bons para você nas porções corretas o ajudará a perder peso sem limitar seu estilo. Vamos fazer um exercício simples para ver o que você sabe, comparado com o que come. Complete a tabela a seguir:

ATIVIDADE

Faça uma lista verdadeira sobre o que você sabe

O QUE SEI SOBRE A COMIDA QUE COMO

Alimentos que como e gosto e que são bons para mim:	
Alimentos que como e gosto e que não são bons para mim:	
Alimentos que como muito pouco:	
Alimentos que como muito:	
Alimentos que tenho na minha casa neste instante e que ajudam a criar a vida e o corpo que quero ter:	
Alimentos que tenho na minha casa agora e que sabotam a vida e o corpo que quero ter:	

Pare um momento e olhe de perto as listas que você fez. Se você alguma vez duvidou de que não precisava de mim para lhe dizer o que precisa comer, a comprovação está bem aí, na sua frente. Você não é um tolo. Nós dois sabemos que você está perfeitamente consciente do que deveria e não deveria comer. Então, basta de quadros, tabelas e instrumentos de medir porções que "bagunçam" sua vida. Essas coisas normalmente são distrações que só adicionam estresse e pressão. Ao mesmo tempo em que elas podem dar uma sensação temporária de controle, elas não são aquilo que é necessário para criar a mudança permanente que você está procurando para a sua vida.

Olhe para si mesmo. Eu, honestamente, acredito que você tem o conhecimento, o bom senso e o instinto para saber o que é melhor para o seu corpo, para sua saúde e para sua felicidade na vida que está construindo para si. Dito isso, estou aqui para dar-lhe um empurrão na direção certa. Respire fundo, mantenha as listas que você acabou de completar à mão e vamos lá.

O QUE FUNCIONA E O QUE NÃO FUNCIONA

Você já começou a pensar sobre as escolhas alimentares que faz: o que contribui para um "você" mais saudável e o que sabota seu esforço. Apenas o ato de pensar nisso e escrever o que sabe sobre os alimentos que come já é um começo. O próximo passo se constrói com o primeiro.

Identifique suas escolhas mais saudáveis

Nós limpamos a sua cozinha, nós falamos sobre função. Pedi a você para se livrar de tudo o que não estivesse sendo usado ou tratado com respeito. Agora vamos fazer a mesma coisa com a comida. Olhe para os alimentos da sua lista. Quais são suas escolhas saudáveis? Usando-as como idéias iniciais, preencha a coluna do meio do quadro a seguir. Então, rapidamente, tome nota de quaisquer idéias que você tenha sobre alimentos ou refeições que possa adicionar à sua lista de alimentos favoritos saudáveis. Essas são escolhas que você pode se ver fazendo enquanto caminha para um lugar mais saudável, mais positivo.

QUADRO DE ESCOLHAS MAIS SAUDÁVEIS

Refeições	Idéias iniciais	Alimentos/refeições mais saudáveis
Café-da-manhã		
Almoço		
Jantar		
Lanches		

A seguir veja como um cliente meu preencheu este quadro;

QUADRO DE ESCOLHAS MAIS SAUDÁVEIS

Refeições	Idéias iniciais	Alimentos/ refeições mais saudáveis
Café-da-manhã	Cereal, iogurte	Mexido de clara de ovo
Almoço	Sanduíche de peru	Sopa e salada
Jantar	Frango frito	Frango assado com vegetais
Lanches	Barra de proteínas	Fruta, nozes, e grãos

Preencha as colunas da melhor maneira que puder. Você ficará surpreso com a quantidade de opções que será capaz de se imaginar comendo e apreciando.

UM NOVO COMEÇO NO FINAL DE TUDO

Nossa vida é tumultuada. O tempo é sempre curto. Tudo é tão complicado. Cada dia é feito de obrigações, desejos, hábitos e enganos, tudo retorcido num zumbido de compasso rápido. Então, como supor que você recomponha suas prioridades? Por onde começar? Aqui mesmo, com um "Novo Começo". É duro, é radical, mas é necessário para se seguir para o próximo nível.

> Caro Peter,
>
> Quero a bagunça fora da minha casa e quero que meus quilos extras vão embora, sinto que se eu não fizer isso por mim, nunca serei feliz com coisa alguma. Devo fazê-lo e estou determinada a isso. Meu prazo final para começar é no início do novo ano escolar, no fim de agosto. As férias estarão terminadas, meu plano de trabalho estará um pouco mais aliviado e não terei mais desculpas. Yippee! Estou louca para começar!

Se vamos fazer com que isso funcione, precisamos de meio dia ou talvez um dia inteiro do seu tempo. Não tem tempo? De verdade? O que é mais importante para você? O que conduz você para mais perto da vida que você quer levar? Sim, eu achava isso. Esqueça as desculpas. Vamos atacar o problema.

1. Reserve um dia.

Lembra-se do que eu disse sobre "arrumar tempo"? Esse é o seu compromisso com a vida que você quer levar. Quanto isso vale para você? Que plano você tem para hoje? Não há investimento maior do que o tempo que você dedica para criar a vida que você deseja.

2. Descreva uma semana de suas refeições e lanches ideais.

Não sou perito em comida e você também não tem de ser. Vamos desmistificar todo esse "oba-oba" sobre o que você deveria comer aqui e agora. Reserve cinco minutos e escreva um plano rápido de refeições para uma semana. Tenha em mente o que você sabe sobre alimentos que você deveria e não deveria comer. Pegue alguns momentos para olhar para a lista que você fez um pouco antes e ajuste-a. Imagine o que alguém saudável e em boa forma física comeria. Não tenho dúvidas de que você pode fazê-lo. Apenas coloque no papel algumas escolhas claras e saudáveis. Não me importo tanto com o que seu plano diz e ninguém vai avaliar o seu trabalho. A seguir, eu lhe darei um exemplo. Na tabela seguinte, você verá o que a minha cliente Lynne escreveu para seu "Novo Começo":

Refeição	Segunda	Terça	Quarta	Quinta	Sexta	Sábado	Domingo
Café-da-manhã	Aveia	Iogurte, frutas e torrada integral	Omelete de clara e torrada	Vitamina de proteína	Aveia	Iogurte com fruta e torrada integral	Mexido de claras
Lanche	Cenoura em bastões e nozes	Maçã e um pouco de queijo	Brócolis e grãos	Queijo cottage e morangos	Um pedaço de queijo e nozes	Uvas e um pouco de queijo	Uma tigela de cereais multigrãos
Almoço	Sanduíche de peru	Salada, molho à parte	Sopa e meio sanduíche de atum no pão de centeio	Salada, molho à parte	Califórnia Roll e salada de algas	Sanduíche de peito de peru no pão multigrãos	Salada, molho à parte
Lanche	Iogurte	Iogurte	Iogurte	Iogurte	Iogurte	Iogurte	Iogurte
Jantar	Peito de frango, aspargos, arroz integral	Salmão, abacate e manga	Mexido de tofu com vegetais	Hambúrguer vegetal	Sopa e salada	Bisteca com feijão verde e arroz selvagem	Peixe com vegetais

Então, você captou a idéia. Imagine escolhas saudáveis que você possa se ver comendo – isso não é uma sentença de morte, é apenas uma semana. Dê uma chance a si mesmo.

ATIVIDADE

Crie o cardápio para a próxima semana

Refeição	Segunda	Terça	Quarta	Quinta	Sexta	Sábado	Domingo
Café-da-manhã							
Lanche							
Almoço							
Lanche							
Jantar							

Como eu disse, não é um projeto científico. O processo é o mesmo caso você viva num paraíso de lanchonetes ou numa ilha distante. Escreva rapidamente e não fique pensando muito nisso. O importante é colocar no papel algo que você sente que funcionará.

3. Livre-se de toda a comida que não é parte do seu novo plano alimentar.

Quero que você se livre de tudo o mais da sua cozinha que não esteja nem no seu plano de cardápio, nem na sua tabela de escolhas mais saudáveis, aquela que você completou pouco antes. Sim, você me ouviu. Todos os outros alimentos devem ir embora. O quê? Por quê? De jeito algum! Pare de gritar por um momento e me escute. Quero que você tenha um verdadeiro "Novo Começo".

Agora você precisa romper velhos hábitos, e ainda que você tenha tirado a bagunça da sua cozinha, despensa e geladeira, aposto que aqueles velhos hábitos que continuam escondidos em formas pequenas e grandes por sua casa. Olhe novamente para os alimentos que ainda estão na sua geladeira e despensa. Seja honesto – todas as coisas naqueles espaços estão de acordo com a vida que estamos construindo? Você precisa começar novamente. Velhos hábitos não somem facilmente. É tempo de purgá-los para sempre. Você está num momento-chave. Cave até o fundo. Comprometa-se ou não – você decide.

Pronto? Mãos à obra.

4. Uma exceção prática

Se você tem uma família ou pessoas que vivem com você e está entrando nesse plano sozinho, remover o alimento deles não é recomendado. Procure designar para você um espaço na geladeira ou prateleiras na sua despensa, mas fique longe dos alimentos dos outros. Não surrupie alimentos deles. De quem você está se escondendo? A quem você está enganando? Lembre-se: você está fazendo isso para você mesmo.

Livre-se de qualquer alimento de "ontem".

Dirija-se à geladeira e à despensa. Faça duas pilhas, "O Novo Eu" e o "Ontem".

Para "O Novo Eu", o que fica:

- Alimentos que aparecem no seu cardápio "Novo Começo" ou no seu quadro de "Escolhas Mais Saudáveis".
- Alimentos pertencentes a outras pessoas da casa e que você sabe que não tocará neles.
- Chá e café.
- Condimentos.

Trabalhe com atenção enquanto seleciona os alimentos que ficam e os que vão embora. Você provavelmente não listou óleo de cozinha, condimentos e temperos, por exemplo, como parte do seus itens do "Novo Eu". Contanto que eles não tenham as datas de validade vencidas, eles podem ficar. O mesmo vale para itens para assados, se eles são regularmente usados.

Mantenha na sua cozinha os alimentos que você quer que estejam na sua dieta e no seu cardápio. Esses são os alimentos que você deverá comer com mais freqüência (considerando que você tenha qualquer desses na sua cozinha!), alimentos de que goste, que são bons para você e, o mais importante, alimentos que o ajudem a criar o corpo e a vida que você quer. Esse é o seu plano, sua cozinha e seu alimento, então use seu bom senso aqui. Não fique obcecado sobre itens individuais. Se você não tem certeza sobre guardar ou não algo, faça o que aconselho a meus clientes quando eles estão removendo a bagunça da casa deles e não conseguem decidir se uma coisa deve ficar ou ir embora. Pergunte-se: "Isto me ajuda a alcançar a vida que quero para mim?".

Se positivo, guarde-o. Se não, o que isso está fazendo na sua casa?

"Ontem" – o que vai embora:

- Refeições congeladas pré-embaladas, disfarçadas de "amigas" – você não faz mais isso.
- Alimentos fantasiosos – saudáveis ou não, esses são alimentos que você teve vontade de preparar algumas vez, mas nunca

o fez. Se eles não estão no seu cardápio do "Novo Começo" ou não são parte do seu quadro de "Escolhas Mais Saudáveis", devem ir embora.

- Arroz e massa – eles parecem práticos e úteis, mas se esses itens não estão no seu cardápio "Novo Começo", eles devem sair.
- Alimentos de emergência – guarde suprimento de emergência para sua família num lugar separado da sua despensa. Sua despensa deve ter apenas alimentos que são usados freqüentemente.
- Altamente calóricos, sem valor nutritivo, são os itens "disfarçados" de alimento – bolachas, batatas chips, doces. É difícil, mas você sabia que isso aconteceria; agora, diga adeus.

Você perceberá que não estou sendo específico sobre que alimentos você pode manter e quais devem sair. Quando se trata de viver de maneira mais saudável, uma medida não serve para todos. Somos indivíduos e você precisa fazer uma promessa para si mesmo e tomar decisões que funcionem. Pare e reflita sobre aquilo que você sabe que não pertence à sua despensa e geladeira – se é parte da forma como você costumava se ver, se não o coloca mais perto do melhor que você pode ser, por que então manter por perto?

Olhe para a sua pilha de "Ontem". O que você está vendo não é alimento – não pense nele dessa maneira. O que você tem na sua frente é a "tralha" que você trouxe para dentro da sua casa. Não é diferente de qualquer outra "tralha" doméstica que paralisa, oprime e deprime você. Igual às coisas que você limpou da sua casa, essa é a bagunça que você está limpando da sua cozinha, das suas refeições, da sua dieta, e, no final das contas, da sua vida.

Olhe os quadros que você preencheu, os quais mostram o que você sabe sobre os alimentos que você come. Há alimentos que você come muito e que não são bons para sua saúde? Vê os alimentos que você come demais? Enquanto os move para a pilha do "Ontem", tome nota desses alimentos. Dê adeus, porque já vão tarde. Você acabou de dar um grande passo em direção à vitória sobre sua gordura. Novamente, é um engano pensar no que você está descartando como comida – não é. Com cada item que você escolheu remover da sua cozinha, você está removendo um obstáculo – um obstáculo que você colocou entre você e o seu corpo ideal. Um obstáculo que você não tem mais que lutar para superar, para ter a vida que você quer.

Agora, aqui está a parte mais difícil. Livre-se da pilha "Ontem" imediatamente!

Você está horrorizado. Que desperdício de alimentos perfeitamente bons! Eu não disse nada sobre desperdiçá-los. Apenas livre-se deles. Doe-o para a caridade. Doe-o a um amigo. Faça uma festa do tipo alimento-grátis. Não me incomodo com o que você faça, apenas tire-o da sua casa imediatamente. Sim, eu sei, é dinheiro descendo pelo ralo. Mas qual o custo de manter esses alimentos? Se você não começar agora, quando você começará? Quais serão as desculpas de amanhã? Quanto vale a sua saúde e felicidade? Porque é isso que ser gordo está custando a você.

5. Compre ingredientes que você precisa para o cardápio das refeições "Novo Começo".

Quero que você faça isso em uma única ida, a um único supermercado. Vá ao mercado com uma lista. Compre tudo da lista, nem mais, nem menos. Tente comprar quantidades que você acha que durarão uma semana. Esteja atento ao que você compra. Enquanto carrega os mantimentos para dentro de casa, sinta o peso deles em seus braços. Pense no número e peso daquelas sacolas. Isso é o quanto de comida você planeja consumir numa única semana. Pense no que esse alimento e essa ida às compras representam. Não há nada nessas sacolas exceto itens que são parte da vida que você quer.

Quando chegar em casa, enquanto desembala tudo, olhe para os alimentos que você comprou e imagine-os indo para dentro do seu corpo. Eles são coloridos e benéficos? Você alimentaria com eles alguém a quem ama? Isso é sustento. Isso é vida. Comece a aproximar a distância que existe entre você e o que vai para dentro do seu corpo.

Feito? Bom. Agora temos uma semana em que você sabe exatamente o que vai comer. É uma coisa boa, também, porque você vai estar muito ocupado.

PRINCÍPIO DA COMIDA-TRALHA

Arrumar tempo para pensar sobre suas refeições vai ensiná-lo a reconhecer o que é importante para você, assim como a fazer escolhas baseadas nessas prioridades.

PLANEJANDO REFEIÇÕES: PRÓXIMA SEMANA, PRÓXIMO MÊS, PRÓXIMO ANO

O sucesso virá quando você tiver o controle de suas próprias refeições. Decida o que você quer do alimento que come. Se quer refeições cuidadosas, saudáveis, planeje uma semana de refeições variadas, nutritivas e saborosas. Uma vez estabelecido seu plano, siga-o. Não seja ambicioso demais. Escolha refeições que você terá tempo de preparar e escreva-as numa agenda, preferivelmente numa que já use todos os dias. Faça das compras um hábito regular. Mantenha uma lista atualizada das coisas de que você precisa. Faça o que puder para facilitar o planejamento e preparo das refeições. Cozinhe com antecedência se precisar. Planeje onde, quando e com quem você comerá (isso é uma grande coisa porque faz do ato de comer mais do que simplesmente ingerir comida).

Tudo está no planejamento

Parece loucura desmembrar cada detalhe do planejamento da sua refeição. Você é um adulto. Você chegou até aqui. Mas olhe os resultados! Veja, nós não nascemos sabendo como nos alimentar com boa comida. É uma habilidade aprendida e, às vezes, ela precisa ser reaprendida. Se o pensamento de planejar cardápios para a sua família traz terror a seu coração, respire profundamente e pense novamente, não é tão duro quanto parece. Um bom plano de refeição significa que você sabe com antecedência o que vai comer. Isso torna as compras mais rápidas e eficientes. E, o melhor de tudo, você nunca vai se encontrar parado olhando bobamente para a geladeira, dizendo novamente: "Não tenho a menor idéia do que vamos ter para o jantar esta noite – vamos pedir comida pelo telefone".

Durante o próximo mês, certifique-se de que você reservou algum tempo, toda semana, para planejar o cardápio para a próxima semana. Tente fazer isso no mesmo horário, e, se possível, imediatamente vá ao supermercado comprar aquilo de que você vai precisar. Tenha em mente que você só tem de planejar quatro semanas de cardápios inicialmente – então repetir tudo. Esse pode ser o modelo que você utiliza para entrar no ritmo, a fim de preparar e comer refeições saudáveis e nutritivas em casa. À medida que encontrar novas e interessantes refeições, você trará novos pratos ao seu rodízio, aumentando seu repertório.

Caro Peter,

Afastando a bagunça e organizando minha vida, cozinha incluída, tenho estado numa dieta mais balanceada e saudável. Planejo minhas refeições com antecedência e nunca escrevi "McDonald's" ou " bolo de chocolate" como plano de refeição. Tento manter um plano de apoio em casa, para quando algo inesperado acontece – quando as bistecas de porco que eu pretendia usar estragam ou quando me senti mal. Meus planos de apoio podem não ser os mais saudáveis – fettuccine Alfredo ou sanduíches de queijo grelhado – mas eles não são terríveis. Estar planejada e organizada na cozinha e na vida realmente faz diferença, pelas quantidades e tipos de comida que como. Eu me sinto mais no controle da minha vida, de meu corpo e de minhas emoções.

Se você não vive sozinho, certifique-se de ter em mente os horários da sua família. Há alguma noite em que alguém regularmente trabalhe até tarde ou tenha treino de esporte até bem depois do horário normal das refeições?

Adapte suas refeições para essas ocasiões, assim aquilo que você preparou pode ser facilmente servido para os que chegarem mais tarde. Variedade também é importante, tanto quanto fazer que ela seja real. Não planeje um jantar de três serviços, se você sabe que isso está muito além do que é razoável para preparar durante o tempo de que você dispõe. Refeições simples podem ser fáceis, deliciosas e rápidas de preparar. Ensopados podem ser preparados com bastante antecedência. Talvez agora seja hora de tirar aquela panela para cozimento lento do armário, onde ela tem estado há muito tempo sem uso.

Planejando os cardápios, concentre-se em balancear: proteína magra, grãos integrais, vegetais e frutas. Planeje pratos de acompanhamento que possam ser rapidamente preparados por você ou por um membro da família, logo antes da refeição, e servido diretamente à mesa. Um novo prato a cada poucas semanas é uma boa idéia – isso faz com que todos fiquem tentando adivinhá-lo e faz com que você tente colocar a mão em algo novo.

Pense lá na frente quando estiver planejando seus cardápios. Se você está preparando frango para uma refeição, considere cozinhar um pouco mais para outro prato mais tarde, na semana. Da mesma forma com ensopados, chili, ou outras refeições que congelarão facilmente – cozinhe duas vezes mais do que o necessário, coma metade e congele o resto. Mas certifique-se de incluí-los nos seus cardápios seguintes; de outro modo, você estará apenas criando mais comida "bagunça". E certifique-se de etiquetar claramente o que está na embalagem do freezer e anotar a data em que você preparou e embalou. A vida ficará muito mais fácil e nos trilhos.

Escolha receitas que façam sentido

Todo mundo precisa de inspiração! Talvez você não se veja como uma pessoa de "livros de receitas", mas lembre-se de que você tem de começar a decidir que refeições gostaria de preparar e comer em casa. Aproveitar uma variedade de alimentos é verdadeiramente importante para ajudá-lo a se manter focado, então, você come de forma correta. Quando você está fazendo a preparação, sabe o que está comendo, então é mais fácil fazer escolhas saudáveis. Usando um bom livro de receita ou mesmo a internet, você pode acabar com o trabalho de adivinhar o que vai comer.

Amplie seus horizontes gradualmente, encontrando receitas simples que façam proteínas magras e vegetais tão saborosos quanto um "Quarteirão". Rasgue receitas de revistas, ache-as *online*, ou pegue um livro de receita de que goste e tente uma receita nova por semana. Certifique-se de que essas receitas não sejam complexas. Se a receita pede por dois métodos diferentes de cocção (por exemplo, a vapor e salteado), você terá duas vezes mais vasilhas para lavar. Quem precisa disso? Faça pratos simples; assim, uma vez preparados, eles apenas vão ao forno em vez de precisar de atenção constante. Procure livros de receitas que tenham cardápios simples, com um número razoável de ingredientes que você reconhece rapidamente.

Refeições que podem ser preparadas em trinta minutos ou algo assim, fazem mais sentido para pessoas ocupadas. Existem livros de receitas de refeições rápidas que se concentram em simplicidade, velocidade e nutrição. Essas são ótimas fontes de refeições saudáveis, saborosas, fáceis de preparar, que você pode aproveitar para fazer e ter uma ótima chance de comer!

Você detesta lidar com carne crua? Procure receitas vegetarianas, ou faça a carne primeiro para acabar logo com isso. Melhor ainda, procure um prato em que a carne precise ser marinada e consiga que seu parceiro a prepare uma noite antes.

Uma vez escolhidas as receitas e feitas as compras, você economiza aquele tempo todo em que ficava parado diante da geladeira, só imaginando o que faria para comer. Tudo o que você precisa fazer é andar até a porta e colocar a panela para ferver, o forno para pré-aquecer ou ligar o microondas. Enquanto o jantar cozinha, você pode olhar a correspondência, arrumar as coisas na cozinha, fazer um telefonema ou colocar o assunto em dia com seu parceiro.

Use uma capa dura, uma pasta ou mesmo um arquivo para guardar suas receitas. Você poderá achá-las facilmente para consultas futuras e, com o tempo, terá criado uma coleção dos seus pratos favoritos.

Evite a comida "fácil"

Comida "fácil", freqüentemente comida congelada pré-embalada, promete fazer a nossa vida mais fácil. Apenas coloque-as no microondas e dez minutos mais tarde – pronto! – jantar. É simples. Poupa tempo. Deve ser bom. Alimentos convenientes podem poupar seu tempo e esforço a curto prazo, mas a longo prazo os resultados não são ideais. A maioria desses alimentos é muito manipulada, o que significa que eles perdem nutrientes. Eles freqüentemente tem alto teor de sódio e outros conservantes, além de substâncias químicas. Verifique a lista de ingredientes: se não parecer alimento, não o coma.

Compre para a refeição, não por gula

Os seus dias de correr os olhos pelos corredores do mercado estão contados! Agora que você está usando sua agenda semanal de refeições para fazer sua lista de compras, não deve haver muita diferença entre elas. Tudo o que a lista de compras faz é desmembrar as refeições em ingredientes. Se você quer comer lanches, certifique-se de colocá-los na sua agenda de refeições e na sua lista de compras. A sua lista deve estar escrita de forma tão clara que um estranho possa segui-la. Se existem certos alimentos que estão na sua lista semana após semana, sugiro colocá-los numa lista principal e depois fotocopiar, assim você não terá de reescrever os mesmo itens todas as semanas. Seja muito cuidadoso com a sua lista. Esteja atento a quanto você precisa, e se você acaba jogando comida fora, tome nota disso para comprar menos da próxima vez. Quero que você seja muito meticuloso. Quando chegar à caixa registradora, tenha certeza de agarrar firmemente o carrinho de compras – é a melhor maneira de evitar aquelas barras de chocolate que estão chamando seu nome enquanto você espera a sua vez!

PRINCÍPIO DA COMIDA-TRALHA

Relembre o objetivo para seu corpo. Se um alimento não atende a esse objetivo, não o coma.

Atenha-se à lista

A regra mais importante para as compras é apenas comprar aquilo que está na sua lista. Um supermercado é um lugar de tentações. A comida está ali em exposição: corredores e corredores de bolachas, bolos e bolinhos, sorvete, batatas chips, amanteigados e Deus sabe o que mais. Existem tantas tentações que se você escapa com apenas um pote de sorvete e um pacote de bolachas com gotas de chocolate, você se sente orgulhoso de si mesmo. É por isso que você tem a sua lista. Lembre-se: você é o chefe de um mundo governado por lógica, balanço e proporção. Você fez a lista. Você não colocou sorvete na lista por alguma razão. Desta vez, você vai ouvir-se em vez de se deixar levar por artimanhas de marketing de distribuidores astuciosos de comida. Agarre-se à lista. Ela é você no seu momento mais forte.

Fique no perímetro certo

Os alimentos mais saudáveis do supermercado são aqueles que estão o mais próximo possível de seu estado natural. Frutas e vegetais recém-colhidos e grãos, carne recém-abatida (desculpe, tive de dizer isso). Esses alimentos geralmente estão estocados em "U", em volta do perímetro do supermercado, então você começa a compra por ali. Encha o seu carrinho com alimentos coloridos, saudáveis e frescos.

Quando e onde

Facilite as coisas para o seu bem: não faça compras com fome. Muito provavelmente você trapaceará sua lista. Não faça compras quando você está exausto, caso contrário irá para casa com pacotes de jantares congelados porque não pode nunca se imaginar com energia para cozinhar qualquer coisa. Lembre-se, você está comprando alimento, não as fotos estampadas em caixas, no setor de congelados, ou mesmo a sugestão de como "servi-las", criadas pelos "estilistas" da comida. Quanto mais você fizer da ida às compras uma rotina, melhor. Se a sua ida às compras é parte da sua rotina, coloque-a no seu programa, assim é mais fácil para desenvolver bons hábitos sobre isso. Na minha própria família, fazemos as compras de supermercado no fim de tarde, aos domingos. O supermercado está calmo, é a hora em que a loja desempacota produtos frescos para a semana, nós não estamos com fome,e estamos bastante relaxados pelo final do fim de semana, para então pensarmos com bastante criatividade sobre as refeições que iremos fazer durante a semana. Tudo para uma excursão de compras mais agradável e eficiente. Compramos na mesma loja toda semana e, acredite em mim, isso faz a vida muito mais fácil e o preparo das refeições muito mais simples.

Quando você chega em casa

Desembalar suas compras pode parecer um trabalho pouco cerebral, mas freqüentemente o fazemos numa tal rapidez que complicamos mais a nossa vida e desperdiçamos tempo e alimento. Se você ainda não fez isso, examine sua geladeira e jogue fora toda a comida que é muito velha, para, em seguida, mover para a frente a comida que precisa ser usada imediatamente. Enquanto você desembala, coloque os alimentos mais velhos na frente dos mais novos e assim você não terá de pensar que caixa de leite pegar.

Quando chegar em casa com os mantimentos, você é imediatamente assaltado com os outros pedidos da casa – telefone tocando, e-mails, correspondência, membros da família que querem a sua atenção. Resista! Enquanto descarrega os mantimentos, lave e seque seus vegetais e frutas antes de guardá-los. Você está se fazendo um favor para mais tarde. Agora você pode pegar um punhado de uvas para beliscar sem pensar duas vezes.

Se você comprou alimentos de alto risco – tais como petiscos que, em pequenas quantidades tudo bem, mas desastrosos se você comer o pacote inteiro – divida-o e guarde-o em porções apropriadas. Quando você estiver mais faminto, provavelmente acabará abrindo um deles. Faça o que for preciso para lembrar o seu "eu mais fraco" de se agarrar ao seu plano.

Deixe por escrito

Agora comece tudo de novo. Escreva seu plano de refeição considerando uma semana adiante. Leve em conta seus compromissos para aquela semana. Se você vai jantar fora uma noite, planeje comer uma refeição extra leve naquele dia. Se você planeja fazer o bastante para ter sobras uma noite, programe-as para o almoço do dia seguinte. Seja realista. Você não pode facilmente ir de uma vida de "comida pronta" para refeições feitas em casa todas as noites da semana (ou sem querer minha cabeça numa travessa!), então conheça-se. Planeje noites fora de casa e indulgências conscientes. Lembre-se – tudo deve estar no planejamento!

Tudo foi feito de acordo com o plano?

Depois de uma semana de planejamento, olhe para trás e avalie o que você escreveu na sua agenda e no seu diário alimentar. Como ele funcionou para você? Você cozinhou todas aquelas refeições? Você as apreciou? Você sentiu prazer com a refeição – o sabor dela e o quanto de prazer você sentiu enquanto estava comendo e mesmo depois? Faça um círculo em volta das refeições que foram bem-sucedidas e transfira-as para sua agenda na semana seguinte. Anote por que certas refeições não saíram como o planejado ou nunca aconteceram. Você estava muito ocupado? Muito cansado? Sem inspiração? Você comeu melhor nessa semana do que na semana anterior? Você se sentiu melhor com suas escolhas alimentares? Você não está tentando ser perfeito, está tentando mudar! Você deu até o menor passo em direção ao ideal? Dê outro na próxima semana.

CHECK-LIST DO CAPÍTULO 6

- Pegue o questionário "Você é um planejador?"
- Faça uma lista sobre o que você sabe sobre os alimentos que come.
- Crie o cardápio para a próxima semana.
- Livre-se dos alimentos batizados de "Ontem".
- Faça compras com uma lista.
- Avalie: Tudo ocorreu de acordo com o plano?

Capítulo 7

As refeições que você prepara

O que você espera do jantar?

Temos falado sobre os espaços onde você guarda e prepara sua comida. Temos feito planos para o que comer e que alimentos comprar. Agora estamos chegando ao grande momento: a refeição em si. A que finalidade ela serve? Como ela contribui para a vida que você quer para si? Como ela é preparada? Onde você a come? O local é quente, confortável e tão "nutritivo" quanto a comida que você tem em seu prato? E a companhia e o clima ao redor? Como tudo isso faz você se sentir? Enquanto exploramos essas questões, tenha em mente o que você quer das suas refeições. Que mudanças você precisa fazer e onde e como elas acontecem? Lembre-se: comer fora, comer em lanchonetes, petiscar, comer comida comprada pronta, torna-o gordo, mas preparar refeições saudáveis, nutritivas, em casa, ajuda você a perder peso. A única maneira de se motivar a comer em casa é criando experiências que o façam feliz. Ah, sua linda, limpa e animadora cozinha! Agora é hora de desarrumá-la.

"O que tem para o jantar?" É o refrão comum do fim do dia. Mas aqui está o desafio: eu não quero que você se pergunte "o que eu quero jantar?", mas, em vez disso, "o que eu quero do jantar?". O que você quer das refeições que come? Quando você termina de comer, o que você quer levar da mesa? Qual a finalidade das refeições que você come? Essas são perguntas que raramente nos fazemos ou pensamos a respeito. Claro, comemos para sobreviver, mas, além disso, o que é que você quer das refeições que você aprecia?

Caro Peter,

Minha atmosfera ideal seria realizada em um cômodo completamente separado da cozinha, bem longe do resto da casa. Eu gostaria de ter um lugar cuja finalidade é apenas comer, então, cada jantar daria a impressão de ser especial. Eu teria cores quentes, quadros interessantes na parede e muita luz de velas. Seria um momento onde meu marido e eu poderíamos falar em tom baixo e saborear cada pedaço e palavra juntos.

Tradicionalmente, refeições eram oportunidades para as pessoas se reunirem, onde histórias eram contadas, onde a trajetória da família era passada de uma geração para a outra. A mesa de jantar era onde as crianças aprendiam sobre quem elas eram e de onde vinham, onde valores eram transmitidos e a cultura comunicada. Reunir-se em volta da mesa dizia muito mais do que consumir a comida. Tinha a ver com estreitar laços, partilhar vidas e unir uns aos outros através de experiências em comum. Significava aprender, dividir a experiência de grupo.

Caro Peter,

Qual deve ser o clima da refeição ideal com aqueles que eu amo? Respondo: na minha casa, onde existe uma área de jantar grande o suficiente para ter cinco ou seis pessoas em volta da mesa. Seria uma refeição preparada por mim, na minha casa, local que poderia ser descrito como limpo, acolhedor e livre daquilo tudo que vejo em outras casas, como a "necessidade" de ter o último, o maior, o máximo de tudo. A atmosfera tem de ser acolhedora – uma palavra que permanece repetindo-se.

Então, e os jantares que você come? Como o jantar se encaixa na estrutura da sua vida social? É isso o que você quer das suas refeições? Comer o mais rápido possível e então ocupar-se das coisas "importantes"? Evitar as pessoas com quem você convive? Privar-se do que você gosta de comer porque é "ruim" para você? Ou acabar o dia com um sentimento de bem-estar e realização? Dividir experiências e crescer com as pessoas com as quais você se importa? Contar piadas e fazer barulho? Conversar sobre sucessos e aspirações? Comer comida boa? Existem milhares de respostas possíveis. Quais são as suas?

ATIVIDADE

Decida o que você quer de uma refeição

TRÊS COISAS QUE EU QUERO DO MEU JANTAR:

1. ______________________________
2. ______________________________
3. ______________________________

Estou começando com o jantar porque, com freqüência, é um momento em que estamos cansados de um dia longo. Quando não planejamos o jantar, temos tendência a petiscar o tempo todo, até o momento da decisão. É, temos tendência a nos voltar para soluções fáceis como a comida comprada pronta, os lanches ou as cômodas refeições congeladas e pré-embaladas. Mas estou me concentrando no jantar, de todos os encontros com comida através do dia, da semana, do mês, para ser aquele que você deveria fazer da forma mais correta. O jantar é uma oportunidade real para o prazer, e você deve tirar vantagem dele. Pense sobre a vida chegar a um resultado. Quando você olha para trás, em vez de indicar feriados e férias como momentos memoráveis, eu quero que seja capaz de dizer: "Sempre amei jantar em casa".

PRINCÍPIO DA COMIDA-TRALHA

Reconheça e celebre cada refeição que você aprecia. Isso vai lembrá-lo das ótimas coisas que uma refeição fornece, além da comida em si.

NÃO COMA APENAS – APRECIE!

Esteja presente no momento em si. Isso significa estar consciente de quem você é, onde está e com quem está, o que está comendo e como tudo isso se encaixa na vida que você quer para si. Não conte cada mordida e quantas vezes você a mastiga. Você tem trabalhado duro para encontrar refeições que o satisfaçam sem acumular quilos. Também quero que você seja capaz de dar um passo atrás e se certificar de que não perdeu a capacidade de apreciar sua refeição. Quero que você encontre uma consciência calma. Sabemos como comer – comer é uma ação mecânica de colocar a comida na boca, mastigá-la, engoli-la. Mas, afinal, não é exatamente isso que seu animal de estimação faz? Se não há uma diferença significativa entre como você e o seu animal de estimação comem, então algo está seriamente errado.

Em nossa cultura, o consumo de alimento da maneira mais rápida possível se tornou uma medida de refeição de sucesso. Qual a sua reação ao sentar-se em um restaurante e um garçom não vier à sua mesa dentro de sessenta segundos? Aborrecimento? Raiva? Até mesmo ultraje? Tenho visto pessoas perderem o controle por causa disso. Francamente, isso me deixa louco. Quando você se sentar à mesa, pare. Inspire. Aprecie o momento, aprecie as pessoas com quem você está, então, saboreie a comida. A oportunidade de falar, rir e de interagir com sua família é tão importante quanto o alimento em si.

Caro Peter,

Enquanto estávamos na França, ficamos com famílias que não enchiam a casa com "tralhas" como nós parecemos fazer na América. Eles tinham algumas peças de mobília herdadas de suas famílias e as xícaras de chá ficavam penduradas à mostra – não amontoadas num armário de cozinha com mais quatro jogos diferentes de pratos. Eles serviam comida maravilhosa, mas comiam as refeições com tempo. Não havia pressa. Acho que o paradoxo francês vem mais daí do que do vinho francês (eu particularmente não gosto de vinho). Depois de uma semana de queijos e doces e molhos etc., voltei pra casa no mínimo dois quilos mais leve.

Uma tradição perdida: dar graças

Não sou particularmente uma pessoa religiosa, mas o ato de orar à mesa ou dar graças antes de uma refeição é uma tradição antiga que servia a uma importante função. Não rebata a idéia depressa demais se você não é religioso, porque a lição aqui não tem nada ligado à fé. A expressão da prece em comum forçava todo mundo a parar, fazer uma pausa e refletir. Ela se concentrava na atenção de todos no momento em que o mundo se reduzia àqueles que se reuniam em volta de uma mesa para dividir a camaradagem de uma refeição. Ao mesmo tempo era um lembrete para sermos gratos pela boa comida, e para pensarmos no complicado mundo além daquela mesa.

Não estou sugerindo que vocês todos comecem a dar graças antes das refeições, mas não prejudica ninguém agradecer de alguma forma por aquilo que você tem. Esteja atento à comida que você está comendo, a companhia que você está partilhando e como cada um contribui para criar a vida que você quer para si. Pense nisso como um pouco de ação de graças diária. Não apenas aproveite a comida, esteja consciente dela, aprecie a experiência.

Vá mais devagar

Quando acabar o que está no seu prato, não corra para pegar mais. Espere. Dê-se um tempo. Questione-se. Você realmente precisa de mais sustento para o seu corpo, ou está preso a um mecanismo automático de comer? Levante-se da mesa e lave todos os pratos. Você está de verdade com tanta fome que está desejando começar tudo de novo e sujar mais um jogo de pratos? Essas sobras não dariam um ótimo almoço amanhã? Finalmente, e esta é a parte mais difícil, não se recompense por comer uma refeição maravilhosamente saudável, cedendo a um sorvete ou a outras sobremesas. O que são aquelas coisas na sua casa? Como elas servem aos seus objetivos? Tire-as dali. Você comeu sua refeição. Você acabou! Você está ocupado, então volte a todas aquelas atividades importantes que tomavam o tempo do preparo da sua refeição. Vá para sua vida ideal.

AS OUTRAS REFEIÇÕES

Café-da-manhã

Admito, é difícil exigir o mesmo nível de organização para outras refeições que não o jantar. A questão é criar o hábito de decidir o que você quer que uma ocasião signifique e fazer o que é necessário para que isso aconteça. Então, se o café-da-manhã é o único momento em que toda a sua família pode estar junta, concentre-se no café-da-manhã. Se o café-da-manhã na sua casa é corrido e descuidado, pense sobre se esse é o seu ideal. O que o faz ser tão agitado? Você precisa acordar mais cedo? Você precisa de mais preparo na noite anterior?

Cada membro da família come algo diferente? Todo mundo está ajudando de manhã ou você está tentando fazer malabarismo preparando o café-da-manhã, embalando o almoço dos pequenos e controlando crianças desobedientes?

Para algumas pessoas, o café-da-manhã é uma refeição difícil de ficar animada. É mais fácil agarrar alguma coisa rápida – uma dose de cafeína e uma rápida saciedade de açúcar de um bolinho ou torta – e sair correndo. Mas quero que você pense isso desta forma: quase todo mundo gosta de rotina pela manhã. O que quero que você tenha certeza é de que o piloto automático matinal que você programou seja o melhor. Seu dia começa quando você acorda. Quando toma café-da-manhã, você estabelece o tom para o dia. Certifique-se de como você decidiu lidar com o café-da-manhã, e certifique-se se ele funciona para você. Você não quer uma rosquinha do café-da-manhã cravada na sua imaginação pelo resto do dia!

Se você tem filhos, dê-lhes um bom exemplo. Lembre-se de todos aqueles estudos sobre a importância do café-da-manhã. Sim, sim, sim: o café-da-manhã é a parte mais importante do dia. Você ouviu isso um milhão de vezes. Você pode zombar deles o quanto quiser, mas seu corpo precisa abastecer-se todos os dias, e se não gosta de tomar café-da-manhã por você, pode querer fazê-lo pelo bem dos seus filhos. Quando você manda seu filho para a rua com o estômago cheio de bons alimentos, ele se concentra melhor, ouve com mais atenção, aprende mais depressa e, geralmente, tem um desempenho muito melhor do que uma criança que fugiu do café-da-manhã em favor de uma máquina distribuidora automática de salgadinhos na escola (o mesmo vale para você – coma um bom café-da-manhã e você não sucumbirá àquelas tentações antes do almoço).

Se uma mudança em como você toma o café-da-manhã está em discussão, sente-se e converse com a família toda. Estamos aqui falando de felicidade, sucesso e crescimento das pessoas que você mais ama. Mostre a seus filhos o que você acredita ser importante e molde esse comportamento para eles. Comprometa-se com isso e você terá resultados instantâneos.

Almoço e lanches

Almoço e lanches, para a maioria de nós, não acontecem mais em casa. Se você tem problemas planejando almoços e lanches com antecedência, tente manter o registro do que você come e com o que você alimenta suas crianças num pequeno caderno durante duas semanas. Quando você tiver terminado, volte e olhe as duas semanas de anotações. Você gosta do que vê? Os alimentos são frescos? Há variedade e sabor? Se você vê comidas de que não gosta, como um pacote de batatas chips aqui, uma bala ali, risque-os e escreva substituições saudáveis. Ali! Feito! Você tem suas próximas duas semanas de almoços e lanches prontos.

Equilibre seus almoços

Escreva o que você almoça mais freqüentemente. Quais alimentos são bons para você? Quais não são as opções mais saudáveis? Se você está cedendo às tentações do almoço, pergunte-se: “Estarei comendo muito no almoço porque não tomei o café-da-manhã direito?”. Lembre-se de que comer o almoço na frente do computador é basicamente a mesma coisa do que jantar na frente da tevê. Você não está comendo conscientemente, então é fácil perder o registro de quanto você está comendo. Se você come enquanto está lendo e-mails ou uma revista, você acabará tendo ingerido mais comida do que realmente precisa.

PREPARANDO A REFEIÇÃO

Uma maneira de certificar-se de ter comida saudável, gostosa, rapidamente à disposição quando você chega em casa do trabalho ou quando você está cansada demais para preparar comida com antecedência é a seguinte: arrume um tempo num fim de semana (ou quando você tiver um tempo livre) para cozinhar alguns pratos que resistam bem ao longo da semana. Não se preocupe com acompanhamentos. Faça um cozido ou um frango assado. Experimente. Mesmo que você odeie cozinhar, pode descobrir que cozinhar quando se está relaxado, sem pressão, começa a ser mais divertido. Quanto mais você cozinha, mais confortável ficará. Você aprenderá a preparar certos pratos favoritos que se mantém bem além da semana de trabalho. Você será capaz de convidar um amigo assim que desejar, sabendo que você tem uma refeição fácil que pode ser reaquecida.

Certifique-se sempre de que você coloca uma porção de tamanho razoável no seu prato e não repita. Não há vantagem se você comer a comida que pode durar uma semana numa única refeição. Imagine que ótimo será apresentar um jantar que você fez, conhecendo os ingredientes saudáveis que foram usados em seu preparo.

ATIVIDADE

Planeje cozinhar com antecedência

Alimentos que você poderia preparar e congelar para uso futuro:

- ______________________________
- ______________________________
- ______________________________
- ______________________________
- ______________________________
- ______________________________
- ______________________________

Cozinhando no momento

De todos os cômodos da sua casa, a cozinha é onde você deve absolutamente terminar o que começou. Se você suja um prato, coloque-o na máquina de lavar, não sobre a bancada ou dentro da pia. Se você esvazia algo, encha-o. Se você tira algo do lugar, coloque de volta. Limpe e deixe desobstruídas as superfícies de trabalho à medida que você passa por elas, assim elas nunca estarão bagunçadas, afinal, a cozinha é o local onde você quer estar, antes, durante e depois de preparar a refeição.

O primeiro passo para cozinhar bem é começar num ambiente limpo e desobstruído. Então, coloque uma música de que você goste. Escolha uma música que lhe dê energia e o faça feliz. Algumas pessoas gostam de assistir à tevê enquanto cozinham, mas no que me concerne, assistir à televisão diz que você está aborrecido e precisa de variedade, e é fácil distrair-se da tarefa que você tem à mão. Quero que você "se envolva" com o ato de cozinhar. Quero torná-lo divertido ou meditativo, um momento do dia que você espere com ansiedade, porque não tem de se concentrar demais. Você está ativo, ocupado, trabalhando com ingredientes frescos, saudáveis e criando refeições deliciosas, então, escolha a música que o coloque de bom humor e ajude a concentrar-se na tarefa que você tem pela frente.

Agora retire os ingredientes e receitas que você planeja usar para a sua refeição. Essas são as receitas que você escolheu quando fez sua lista de compras. A menos que seja uma ocasião especial, faça que tudo seja simples. Ninguém pode cozinhar uma refeição *gourmet* todas as noites. Além disso, comidas simples, feitas com ingredientes frescos, são saudáveis e saborosas. Na minha família, aceitamos a teoria de que quanto menos você "complica" o uso de ingredientes frescos, melhor será a refeição. Se as receitas que você escolher funcionarem, marque a página e junte a receita ao seu plano de refeição para a próxima semana. Se você cozinha um prato favorito algumas vezes, você se acostumará a fazê-lo e se lembrará dele como uma opção no futuro. Apenas não repita demais ou você não vai querer mais sentir o gosto daquele frango "ao pesto" novamente.

Convoque ajuda se ela estiver disponível. Peça às crianças para colocarem a mesa ou medirem os ingredientes. Cozinhar é uma inteira ou mini-aula de matemática para crianças em idade escolar. Faça da refeição o momento de reunir a família. Se você faz um prato principal elaborado, certifique-se de que os acompanhamentos sejam fáceis: vegetais cozidos e arroz, ou faça uma salada rápida de folhas verdes.

Lembre-se: siga a rotina de limpar sua cozinha enquanto você trabalha nela, usando o tempo durante o qual o alimento cozinha para arrumar e limpar os pratos que você usou. A hora em que o jantar estiver pronto, tudo o que você terá para limpar serão um par de vasilhas ou pratos de servir, e os pratos que você usou para comer.

Não invista demais no produto. Concentre-se, em vez disso, no processo. Testar uma nova receita é sempre um experimento e se ela não sair tão boa quanto parecia, bem, houve alguma coisa. Se nem todo mundo gosta do que você cozinha, não deixe isso aborrecê-lo. Seu tempo não foi perdido. Descobrir novas comidas é importante.

FAST-FOOD

> "A experiência do hambúrguer é tão limitada. Ele limita seu pensamento de todos os modos. Não é somente sobre comida. É sobre tudo."
>
> Alice Waters, *The delicious revolution*

Alice Waters é a respeitada chef do restaurante Chez Panisse, em Berkeley, Califórnia. Ela é conhecida por usar apenas alimentos de alta qualidade, da estação e cultivados organicamente de maneira ecologicamente correta. O alimento de seu restaurante vem, em sua maioria, de fazendeiros locais. Tudo isso é um reflexo da visão que ela tem da vida. Essa chef fala de comida, celebração e refeição como algumas pessoas falam de um amante. Quando a ouvi pela primeira vez, Alice Waters falava sobre "a experiência do hambúrguer". Parei imediatamente: o que nós comemos é um reflexo da nossa experiência do mundo. Quando comemos a mesma coisa dia após dia, nossos sentidos tornam-se embotados e nossa visão é cruelmente restringida. Se você é o que você come, considere qual o efeito que uma dieta composta principalmente de hambúrgueres de uma lanchonete pode produzir em você. Os adoçantes artificiais, os aditivos químicos, a carne misturada de centenas de animais alimentados forçadamente, tudo a serviço do lucro do grande negócio. Essa dieta pode ser boa para você? Além disso, comer comida falsa num ambiente genérico pode afetar sua visão de si mesmo. Que tipo de pessoa você quer ser?

> Caro Peter,
>
> Penso que minha família e eu comemos fora, tanto em restaurantes quanto passando rapidamente por *drive-thrus*, muito mais vezes do que deveríamos, e por nenhuma outra razão a não ser por causa da bagunça existente em nossa cozinha. Isso faz com que tudo seja difícil (se não impossível – alguns dias são assim, também) se pensarmos em uma refeição à mesa, com todos presentes, para apreciarmos juntos a comida (somos quatro: mãe, pai, duas filhas, com nosso terceiro bebê a caminho!).

No que diz respeito a *fast-foods*, você não pode ganhar. Você pode argumentar ou racionalizar, mas o resultado final é que o *fast-food* simplesmente não é bom para você. É como encher a sua casa com compras baratas, de baixa qualidade, de impulso, que atravancam o seu espaço e oprimem você. *Fast-food*, tralha barata — eles não são tão diferentes. Claro, todos os restaurantes de *fast-food* estão introduzindo opções saudáveis, e se isso funciona para você, ótimo. Mas as opções mais saborosas em restaurantes de *fast-food* são aquelas que são ruins para você. Goste ou não disso. Com *fast-foods*, as diretrizes são simples e brutais. Diga:

Não para combinados extragrandes
Não para molhos
Não para queijo
Não para bacon
Não para molho de salada
Não para frituras
Não para sobremesas

Você pode contar calorias, pedir saladas de frango, tomar refrigerante *diet*, mas é tudo perda de tempo. Sua melhor opção é somente manter distância. Ponto final.

Refrigerante

Assim como o *fast-food*, o refrigerante tem de sair. O refrigerante tornou-se elemento principal da refeição americana, cada um de nós bebe uma média de duas latas e meia todo dia. Num refrigerante normal, isso significa 32 quilos de açúcar puro a cada ano só do refrigerante! Isso parece saudável para você? Colocando de forma um pouco diferente, quando as calorias de somente duas latas de refrigerante por dia são adicionadas à sua dieta normal, você se encontrará adicionando perto de 15 a 16 quilos de peso extra por ano. Parece que beber tão pouco quanto uma lata de refrigerante por dia, *diet* ou normal, aumenta seu risco de doenças do coração e de diabetes. O ácido fosfórico no refrigerante também parece enfraquecer os ossos tirando cálcio de seu organismo. Não importa se a questão é o peso extra ou os dentes sacrificados, o alto teor de cafeína ou o risco de ossos enfraquecidos, a mensagem é bem clara. Por mais duro que isto pareça, se você está seriamente movendo-se em direção a uma vida mais saudável, o refrigerante tem de sair.

Comida comprada pronta

Expulse a comida comprada pronta. "O que ela tem de tão ruim?", você pergunta. "Eu peço comida em lugares bastante saudáveis", você insiste. Mas aqui está o que estou tentando lhe dizer:

Não faça disso algo sobre a comida. É sobre o que a decisão de comer comida comprada pronta diz sobre a vida que você está escolhendo viver.

Comida comprada pronta é preparada por outros, sem o seu envolvimento, com ingredientes sobre os quais você não tem controle, em porções que são grandes demais para uma refeição. É sobre produção em massa. Pense em correspondência via "mala direta". Ela chega à sua casa fingindo oferecer-lhe algo que você quer, mas se você não parar com isso na porta, ela apenas continua vindo. Não é como a correspondência de verdade – como contas e cartas pessoais – as quais você pode não estar ansiosa por recebê-las, mas no mínimo sabe que são comunicações importantes. Você não tem idéia se a correspondência "mala direta" contém coisas que você quer ou não (eu posso lhe dizer – você não quer!), mas ela apenas continua vindo até tomar conta da sua casa. O mesmo acontece com a comida comprada pronta. Sim, basta um telefonema seu para convidá-la a entrar em sua casa, mas trata-se de algo que você quer mesmo ou realmente precisa? A maioria da comida é tão processada que é mais como um "substituto de comida" do que comida verdadeira. Essa é a vida que você quer viver de verdade? Uma vida com a qual você não está conectado e sobre a qual você tem pouco controle? É essa a vida que você imaginou para você?

Vivemos em um país livre. Você decide que alimento ingerir. Mas com a comida vêm as conseqüências. Escolher comer *fast-food* ou comida comprada pronta em vez de cozinhar por conta própria diz muita coisa:

- Não arrumo tempo para planejar as refeições.
- Estou fazendo uma escolha que é a mais fácil, mas não a melhor para mim.
- Estou comendo a comida que outra pessoa fez. Não tenho idéia de seus ingredientes ou se é boa para mim e não ligo.
- O momento da refeição não é importante para mim. Somente quero comer, prefiro não pensar sobre o que estou comendo e provavelmente não estou pensando se o tempo gasto assim é agradável ou não.

Você está tentando perder peso. Você escolheu refeições que são boas para você e servem aos seus objetivos. Você tem um plano. Se você quer ver resultados, precisa se agarrar ao plano. Fale comigo sobre comida comprada pronta caso você esteja feliz com sua vida. Fale comigo sobre *fast-food* e comida comprada pronta depois que você tiver perdido todo o peso que você quer perder. Até lá, acredite em mim: é uma escorregadia ladeira abaixo, pavimentada com gordura e sódio.

A COMPANHIA QUE VOCÊ MANTÉM

Comendo sozinho

Quando você come sozinho, tende a deixar sair pela janela todas as idéias sobre que sabor deveria ter uma refeição, o que ela deveria conter, como deveria ser servida e o que a experiência, num todo deveria ser. Ninguém está olhando, então, é fácil reverter o ato de comer um pote inteiro de sorvete e chamar isso de jantar, ou engolir um enorme burrito mexicano sem pensar. Sim, é difícil justificar, dar-se ao esforço de preparar uma refeição saudável para você e só para você. Mas isso é sobre você! Você é quem está tentando mudar. Fazer isso sozinho é uma ótima oportunidade para fazer a refeição exatamente como você quer que ela seja.

Quando estiver comendo sozinho, quero que você se lembre da vida que quer viver. Você é uma pessoa não-pensante se afogando num gorduroso cheeseburguer, ou você está desejoso em encontrar cinco minutos extras para preparar a salada que lhe dará a energia que você precisa para o resto do dia, fazendo assim parte de uma dieta completa que, no decorrer dos anos irá lhe dar mais saúde e felicidade? Faça do ato de comer sozinho um ritual que você aprecie. Saboreie a solidão. Coloque música. Quando você preparar sua refeição saudável e visualmente apetitosa, lembre-se de que quando tiver terminado, não terá de encarar nenhum sentimento de culpa. Você pode ficar orgulhoso. Você pode circular o resto do dia se sentindo energizado (e dizendo a si mesmo que você já se sente mais magro). Você poderá relaxar depois do jantar sem pensar em todas as calorias extras que deveria estar queimando.

A maioria das pessoas almoça sozinha. Claro, você pode ter companhia – um encontro, ou uma refeição na cantina com seus colegas. Mas muitos de nós comem na mesa de trabalho. Lembre-se: depende de você e só de você fazer escolhas sobre como e onde gastar aquele tempo, e o que você coloca na sua boca. Considere as sestas que são comuns em culturas tropicais ao redor do mundo. Embora todos nós consideremos a sesta como uma soneca, o significado original dizia respeito a uma pausa no meio do dia, uma oportunidade de passar o tempo com a família e os amigos. Na nossa cultura, o almoço é a única oportunidade para nos recarregar e reenergizar para o resto do dia. Você pensa que isso é alcançado ao devorar algum *fast-food* tirado de uma caixa na frente do computador, ou ao alimentar seus filhos com restos enquanto você faz a limpeza? Provavelmente não. Você precisa de uma pausa. Uma verdadeira pausa. Você merece uma. Ela melhorará o seu desempenho pelo resto do dia. Não deixe que o almoço "aconteça" para você; planeje-o. Coloque-o na sua agenda de trabalho. Chame-o de "hora marcada num médico", se você precisar disso. Todo mundo vai pensar que você está indo ver um terapeuta – e quer saber mais? Os resultados podem ser tão bons quanto e muito mais baratos! Se você é mãe de uma criança pequena, ou por outro lado, se seu trabalho é incessante e inflexível, você deve ser ainda mais organizada. É duro preparar uma refeição quando você está cuidando de uma criança, por isso você precisa de uma refeição saudável e pronta esperando por você. Tente fazê-la na noite anterior. De qualquer forma, é uma boa prática para embalar almoços escolares.

Cuidar das refeições que você come quando está sozinho pode ser a coisa mais difícil que lhe peço para fazer. Quando estamos sozinhos, nossos maiores medos e ansiedades tendem a vir à tona. Para colocá-los de lado, bagunçamos o nosso tempo. Minimizamos nosso tempo sozinhos e o camuflamos com distrações, ou nos sentamos em frente à tevê por horas com nossa mente no modo *standy by*. Para verdadeiramente reivindicar aquela refeição e torná-la um prazer solitário, é um duro desafio. Fazê-la regularmente, fazer dela parte da sua vida, é um compromisso para trazer paz e ordem ao seu dia. É um compromisso para valorizar você e saborear a vida que escolheu. É o compromisso com a sua vida melhor.

Se você não está só por escolha própria, pode ser resistente a apreciar seu tempo sozinho porque não é o que você quer. Eu entendo, mas agora todos sabemos que a solidão se enfraquece se você abraçar sua vida. Procure por um verdadeiro estado de espírito, no qual você aprecie primeiro a sua própria companhia. Se você quer encontrar um companheiro, você aumenta suas chances achando paz e tendo vida própria, de maneira que outras pessoas se sintam tentadas a se juntar a ela, com prazer.

Comendo com o cônjuge

> Caro Peter,
>
> Meu marido e eu não temos filhos ainda, então, a hora da refeição é normalmente calma. Eu mesma cozinho e tento deixar tudo pronto, assim, quando meu marido chega em casa do trabalho, tudo o que nós temos de fazer é sentarmo-nos à mesa e "atacar". Somos muito envolvidos com a nossa igreja e saímos várias vezes por semana. Como temos um horário, normalmente não temos muito tempo para comer, mas tentamos fazer com que todos os minutos valham a pena. Enquanto estamos comendo, tudo diz respeito a aproveitar a boa comida e um ao outro. Falamos sobre o nosso dia e algumas vezes coisas bobas. Mesmo se tivermos somente 20 minutos, estamos sempre renovados e felizes ao final.

Se você está construindo uma vida com seu cônjuge, seus objetivos partilhados e rumos devem ser algo sobre o que vocês devem trabalhar. Suas escolhas alimentares deveriam também ser parte dessa discussão. Decida com seu companheiro qual de suas refeições faz sentido comerem juntos. Vocês dividem tarefas como compras, preparação, o ato de cozinhar e de limpar? Vocês estão contentes com a divisão das responsabilidades? Vocês estão contentes com as refeições que resultam de seus esforços? Se não estão, uma maneira de alinharem-se um ao outro é experimentarem juntos. Em outras palavras, folheiem livros de culinária juntos. Às vezes, se uma pessoa é resistente a escolha de alimentos saudáveis, é porque ela acredita que isso significa um simples peito de frango com vegetais no vapor noite após noite. Comece encontrando algumas refeições que pareçam boas para ambos.

Planeje a semana em torno delas. Pergunte a amigos e à família sobre suas receitas saudáveis favoritas. Vá a uma loja de produtos gastronômicos saudáveis para lembrar-se de que, com a receita certa, um filé de salmão ou peito de frango sem pele podem ser miraculosamente transformados.

Discuta com seu cônjuge/família o que vocês desejam das refeições

PERGUNTAS PARA DISCUTIR SOBRE A HORA DAS REFEIÇÕES

Que refeições do dia são compartilhadas?
Como/quando decidimos o que comer?

Quem faz as compras? Quem prepara? Quem cozinha? Quem limpa?

Nós dois/todos nós gostamos da divisão de responsabilidades?

Gostamos da comida que comemos?
Onde comemos? É agradável?

O que fazemos enquanto estamos comendo? Conversamos? Assistimos à tevê?

Apreciamos as refeições que fazemos juntos?

O que você mudaria em relação às refeições que compartilhamos?

O que você quer do jantar?

Comendo com a família

Quando você e seu cônjuge estavam sozinhos, podiam conversar enquanto faziam o jantar. Vocês provavelmente tinham um fim de semana inteiro para aproveitar sem responsabilidades significantes. Quando as crianças chegam, torna-se muito mais difícil juntar toda a família em um só lugar. Cada um tem um horário diferente, diferentes compromissos e gostos distintos. Você tem de trabalhar duro para fazer das refeições um evento central, um momento em que os laços familiares são estabelecidos e mantidos. Continuamos voltando à questão que conduz minha abordagem: Que vida você almeja ter? Que vida sua família quer? Imagine com o que você gostaria que uma refeição em família se parecesse e como cada um se sentiria ali. Ela é vagarosa e calma, com conversa civilizada e com histórias leves compartilhadas? Ela é exuberante e confusa, com as pessoas falando ao mesmo tempo, piadas sendo ditas, bebidas sendo espirradas e um cachorro aspirando tudo sob seus pés? Ou sua família consiste numa fila de pessoas sentadas silenciosamente no sofá, encarando despreocupadamente algum drama violento ou uma série nem tão engraçada assim, mas que passa novamente, enquanto agarram-se a pedaços de pizza? A tevê os tornará todos gordos. Salve-os agora!

Caro Peter,

Percebi que desde o ano passado nossa família de quatro membros está mais ocupada do que nunca e não comemos mais juntos à mesa. Isso acontece principalmente porque estamos sempre morrendo de fome antes de limpar a bagunça da mesa da sala de jantar e porque nós também não temos mais espaço para movimentar toda a nossa tralha. Então, comemos em frente à tevê, na sala de visitas. Acho que comemos mais e comemos mais lanches, em parte porque estamos fora da nossa rotina de comermos juntos como uma família. É difícil ter certeza que todos comem suas saladas e legumes quando eles têm de pegar sua própria comida direto do fogão, pois eles acabam escolhendo o que querem. E quanto mais comemos assim, mais me sinto culpada e responsável pelo ganho de peso do meu marido (aproximadamente nove quilos). Se ele tivesse um ataque do coração agora, eu nunca me perdoaria.

Meu sonho é ver meu marido chegando em casa, após 12 e às vezes 14 horas de trabalho, feliz em ver seu lar e seu jantar à mesa. Se eu estivesse no controle da situação, poderia beijá-lo com um "oi" animador e ajudá-lo a relaxar de seu dia estressante.

Uma das razões para a bagunça que vejo espalhada pelas casas é a total ausência de qualquer senso de rotina na vida familiar. As crianças têm atividades que mudam todas as noites e ocupam horas entre a escola e o momento de ir para a cama. Algumas vezes, conseguir apenas alimentá-los, mesmo que com *fast-food*, no caminho da prática de esportes para casa, parece uma façanha. Mas pergunte-se por que você deixa isso acontecer: você está tratando o corpo deles com respeito? Eles estão? O comportamento que você obtém dos seus filhos é o comportamento que você mesma modela! As crianças crescem respeitando e valorizando o que seus pais respeitam e valorizam. É uma pergunta que freqüentemente faço aos pais: "Se vocês não ensinam seus filhos sobre a importância do alimento em suas vidas, a importância de conversas respeitosas e o valor de experiências partilhadas, quem irá fazer isso?".

Recentemente, Adam e Joanne, um casal que conheço, convidou-me para jantar num ótimo restaurante italiano de que todos gostamos. Quando chegamos, fiquei surpreso ao descobrir que eles também haviam levado seus filhos, com idades de nove e onze anos. Eu tinha achado que era um jantar apenas para adultos. No entanto, a partir do momento em que nos sentamos, eu estava fascinado pela atitude e pelo comportamento dos dois meninos. Ali estavam dois jovens homens – nem adolescentes ainda – que sabiam exatamente como se comportar à mesa. No começo, eles estavam tímidos, mas quando comecei a perguntar-lhes sobre a escola, seus esportes favoritos e jogos de videogame atuais, eles realmente se entusiasmaram. Mesmo quando ficavam animados ou queriam enfatizar um ponto qualquer, eles eram cuidadosos em não se interromperem ou ao resto de nós na mesa. Cada um deles pediu do cardápio, pediram para terem seus copos cheios novamente quando necessário, sabiam como usar a faca e o garfo corretamente.

Quando comentei com seus pais sobre o comportamento dos meninos, eles explicaram que eles haviam concordado muito cedo em fazer da mesa de refeição uma parte central da vida em família. A hora da refeição se tornou a hora da família. Adam e Joanne levam os meninos para jantar com eles tão freqüentemente quanto podem, embora, às vezes, isso seja impopular com seus amigos adultos. Eles encorajam os meninos a experimentar alimentos diferentes e ambos mostram e modelam o comportamento que eles esperam deles num restaurante. Nem sempre funciona como eles gostariam – crianças são crianças e mesmo o mais bem colocado plano pode dar errado. Mas os hábitos que os meninos estão desenvolvendo agora estarão com eles para o resto da vida.

A mesa de jantar é onde o tom para sua família é estabelecido. Planeje a refeição. Envolva a família. Seja cuidadoso com o que come. Apreciem-se uns aos outros. Saúde, respeito e linhas abertas de comunicação são enormes benefícios.

Filtre as vozes

Quem são as pessoas mais próximas de você? Como elas participam das escolhas que você faz? Você e seu marido se curvam no sofá em frente à tevê com amontoados de pratos de comida comprada pronta? Sua mãe critica seu peso cada vez que vê você? Você e sua melhor amiga sempre saem para tomar um sorvete? Surpreendentemente, pesquisas recentes acharam que ter amigos obesos pode triplicar suas próprias chances de se tornar gordo. Gordura não é contagiosa, mas a rede social e familiar têm uma forte influência sobre o peso.

Essas são as pessoas que você mais ama. Amor é cuidado, mas pode também ser indulgência. A indulgência nem sempre cria as escolhas mais saudáveis. Aqui está a primeira e possivelmente a mais difícil escolha que você terá de fazer: você precisa ter certeza de que suas relações servem aos seus novos objetivos. Se elas não fazem isso, está na hora de fazer alguns ajustes.

> Caro Peter,
>
> Para me manter na minha dieta de baixas calorias, preciso ranger meus dentes quando saio com meu marido. Ele freqüentemente pára por causa de batatas fritas, pizza e outros lanches, e sempre me oferece um pouco. Ele não está tentando ser cruel, porque na família dele, a comida era um divertimento. Na minha família, comida era comida.

Lembre-se: seu corpo é sua responsabilidade. Sua voz deveria ser a mais poderosa. As mudanças vêm de dentro de você. Dê uma olhada de perto no papel que seus relacionamentos têm em suas decisões alimentares. As pessoas da sua vida o estimulam a comer mais ou a consumir menos calorias? O ceticismo delas provoca você? Elas podem apoiá-lo quando você tenta fazer mudanças?

Caro Peter,

Meu segundo marido não me ajuda na questão (das minhas dificuldades de peso). Ele também está acima do peso. Ele adora cozinhar e tem uma porção de obstáculos peculiares – você deve experimentar tudo, deve limpar o seu prato, deve repetir –, caso contrário, ele se sente insultado. Ele não pode cozinhar para dois. Em vez disso, ele literalmente cozinha quantidades para todo o Exército. Nós acabamos até mesmo com as sobras – que poderiam estragar.

Decida o que você quer dos seus amigos e da sua família.Você precisa de algum espaço para tomar decisões independentemente? Se você come em família, você pode encontrar terrenos em comum? Que compromissos precisam ser feitos?

Reserve um momento e pense sobre as coisas que você quer mudar em relação ao horário das refeições da sua família, ao estilo de comer ou à rotina de preparo da comida. Exemplos específicos tornarão a conversa sobre mudanças com sua família muito mais fácil e produtiva. Preencha a tabela a seguir da melhor maneira que você puder.

O QUE EU GOSTARIA DE MUDAR NAS REFEIÇÕES FEITAS EM CASA

- ____________________
- ____________________
- ____________________

Se você é o principal cozinheiro de sua casa, pergunte à sua família se alguém quer ajudá-lo a encontrar novos alimentos, mais saudáveis. Se você tiver bastante sorte para ter mais alguém que cozinhe a maior parte do tempo, você precisa ter uma conversa séria sobre como fazer as mudanças sem insultar o chef! Você precisa envolver-se mais nas compras e no preparo dos alimentos? O melhor amigo que adora sorvete gostaria de começar outra rotina com você – como sair para uma caminhada? Aprecie sua vida. Aprecie sua comida e arranje um tempo para se felicitar por cada refeição saudável!

ONDE VOCÊ COME

A mesa

O lugar onde você come diz muito sobre o que você quer da sua refeição. Você fica em pé sobre a pia da cozinha, devorando loucamente um sanduíche feito de forma afobada? Você come numa mesa arrumada, situada na sua cozinha ou na sala de jantar? Você come em frente à tevê? Os sete filhos de Kath e Jim são crescidos e se dispersaram. Alguns começaram suas próprias famílias. Quando eles se reúnem para o Natal, é um assunto muito importante, que envolve todos, dos avós às crianças menores. Apesar de a refeição ser o ponto culminante do dia, o seu preparo é algo incrível de se ver. Tornou-se um ritual, em que todo mundo chega aproximadamente três horas antes da refeição principal e se reúne na cozinha. Em vez da refeição tradicional de peru, presunto, vegetais assados e tortas, a família unida prepara uma refeição de frutos do mar frescos e talvez oito ou dez saladas diferentes. Todos ficam em volta, colocando a conversa em dia, tomando algumas bebidas e preparando diferentes partes da refeição. A celebração está tanto na preparação quanto no ato de comer. O processo todo é um reflexo do amor, da energia e dos valores da família. Uma vez que o preparo está completo, todos se mudam para a mesa onde a comida, junto com as conversas, piadas ruins e folclore familiar são compartilhados. Pode ser uma casa maluca de verdade, mas preparar a refeição gera a alegria de todo o evento. Essa celebração já dura mais tempo do que Kath pode se lembrar. É sobre algo tão maior que comer – é sobre nutrir sua família.

Ocasiões especiais como Natal ou o Dia de Ação de Graças são fáceis de serem observadas em relação ao que significam. Quero que você pegue esse modo de pensar e o adote para aquilo que é normal e corriqueiro em sua casa. Se você se apressa em suas refeições, o que você está fazendo é mais importante do que nutrir a si mesmo? Com o que se parece a mesa na qual você come? Ela é limpa e livre de bagunça? Continuo falando sobre a visão que você tem para a vida que quer. A visão precisa achar uma expressão verdadeira, não apenas naquilo que você tem no seu lar, mas também naquilo que você valoriza no seu lar. Livre-se da bagunça que interfere nessa visão.

Uma mesa bagunçada engorda você. Como? Pense sobre o que uma mesa desarrumada significa sobre o seu estado de espírito. Você está muito ocupado para criar um espaço bom para a sua refeição. Você está muito desorganizado para colocar as coisas nos seus devidos lugares. Você não se respeita o suficiente para deixar espaço para algo que você prepara para comer e ter prazer em sua vida. Isso talvez diga outras coisas, sobre as quais só você pode imaginar. Lembro de uma família com a qual trabalhei, cuja filha de nove anos de idade e sua irmã mais nova nunca haviam visto a superfície da mesa da sala de jantar por causa das revistas, das contas, da correspondência antiga e papelada que a cobriam. Os pais reclamavam amargamente sobre os maus hábitos alimentares das crianças, mas não achavam nada sobre comer o jantar todas as noites equilibrando os pratos nos joelhos, em frente à tevê.

Talvez a parte mais surpreendente de trabalhar com essa família tenha sido a reação das meninas quando a bagunça foi retirada e, pela primeira vez, eles foram capazes de sentar à mesa da sala de jantar para uma refeição. Na verdade, a menina mais velha caiu em prantos. Ela disse que nunca tinha imaginado que eles pudessem ser uma família que se sentava junta para uma refeição e conversava sobre "nada em especial, somente qualquer coisa". Tenha respeito pelo local onde você come. Não é somente sobre comida – é sobre a vida que você vive e a vida que você escolhe levar.

O lugar onde você come deveria ser especial. Se você não honra e respeita esse local importante e único, onde compartilha momentos com sua família, o que isso diz sobre o que você acha importante e valioso? Se você não pode se incomodar em preservar uma boa mesa para o seu lar, então é pouco provável que você se incomodará em cuidar bem do seu corpo.

A tevê engorda

Amo trabalhar na tevê e amo assistir a ela. Mas aqui está algo sobre a tevê: por melhor que ela possa ser, é uma invenção de mão única. Tente estabelecer uma conversa com o aparelho alguma vez e veja o quanto você vai longe! A tevê tem a intenção de empurrar informação e entretenimento. Tudo o que você tem a fazer é sentar-se e absorver tudo. E uma coisa mais: a tevê não gosta de competição. Você sabe que isso é verdade: quando você liga a televisão, toda comunicação cessa. Não importa com quem você esteja comendo ou o que você esteja comendo; se a tevê está ligada, toda a sua atenção está concentrada na tela. E quando digo toda a sua atenção, quero dizer toda ela. Mesmo que você esteja assistindo a um programa em grupo, a tevê isola cada indivíduo e requer atenção total. Você não pode praticar o ato de comer de forma consciente se você é um zumbi. Não apenas você come rápido, como você deixa de saborear a sua comida; incapaz de apreciá-la, você não percebe quando está cheio e saciado. Não importa o que exista à sua frente – pode ser até pipoca – você apenas se mantém jogando tudo para dentro da sua boca, até que não sobre mais nada.

> Caro Peter,
>
> Se não há lugar na mesa da sala de jantar (coberta por bagunça) para colocar uma refeição apropriada e comermos à volta da mesa, todos juntos, onde então devemos comer? Mais provavelmente em frente à tevê, onde ninguém iria prestar atenção alguma ao que e quanto alguém estaria comendo. Na mesa da sala de jantar, muitas experiências são novamente colocadas num ritmo mais lento, com conversas. Comer assim é muito mais consciente.

Eu lhe disse para abandonar a tevê por um mês. Sem tevê. Preencha esse tempo extra melhorando a sua vida: limpe a casa, organize as finanças, passe tempo com as pessoas que realmente importam para você. Comer em frente à tevê é duro. Não dá para parar. E você gosta disso. Eu entendo. Mas você precisa ter em mente as suas prioridades. Estou lhe dizendo que se você não come em frente à tevê, você não come demais. É matemática. E se você come menos, causa uma mudança no seu corpo. Não é por isso que você está aqui?

DICAS FINAIS

Mamãe estava certa

Eu lhe disse que não ia sobrecarregá-lo com truques de dietas da moda, mas aqui estão alguns toques de sabedoria que quero que você leve em consideração. É fácil acreditar que o conhecimento que temos é muito superior ao de nossos pais ou avós. É verdade que o tipo de alimento que comemos mudou nas últimas gerações; minha experiência, entretanto, é que a velha sabedoria é normalmente a boa sabedoria, particularmente no que diz respeito à alimentação. Sua mãe e/ou sua avó pode ter recitado algumas dessas famosas linhas:

Mastigue a comida

Leva 20 minutos para o seu estômago deixar seu cérebro saber que ele recebeu comida suficiente. Se você está devorando sua comida, esse período de 20 minutos pode significar 20 minutos de frenética comilança exagerada. Comer vagarosamente ajuda você a apreciar mais a comida e evita a sensação de estômago inchado que a maioria de nós conhece muito bem.

Coma legumes e vegetais

Na minha família, dizia-se "coma o seu brócolis". Enquanto crianças, éramos encorajados a comer diferentes tipos de alimento e minha mãe sempre se certificava de que bem ao lado daquelas brilhantes ervilhas verdes ou brócolis, estivessem outros legumes e vegetais de cores diferentes. Apenas muito mais tarde descobri que as diferentes cores de frutas, legumes e vegetais correpondem à maneira de a natureza nos fazer saber quais nutrientes estão ali presentes. Atualize o "coma suas ervilhas" para sua família. Em vez disso diga: "coma suas cores". Talvez, se você tiver sorte, eles escutarão.

Tenha uma boa noite de sono

Há uma forte relação entre o quanto você dorme e o quanto você pesa. Ter uma boa noite de sono permite ao seu corpo conseguir o descanso que ele precisa e dá ao seu sistema uma chance de processar a comida que você come. Quando você não dorme o suficiente, seu corpo precisa produzir muito mais insulina para processar seu alimento. Altos índices de insulina causam aumento de peso. É um círculo vicioso, e assim torna-se quase impossível manter um peso saudável. Sua mãe pode não ter pensado em insulina – ela provavelmente apenas pensou que você era um resmungão pela manhã – mas ela estava certa.

Não se encha de pão

Sua avó lhe disse algum vez que comer muito pão antes da refeição "arruinaria seu jantar"? Bem, parece haver uma estranha conexão entre comer pão branco e estar com sobrepeso. Existem muitas teorias sobre isso – sabemos que o pão tem muitas calorias e pouco benefício nutricional –, mas todo mundo parece concordar que há algo a se fazer. Qualquer que seja a razão, acho que deveríamos registrar algo que vovó sabia e nós não sabemos!

Não fale com a boca cheia!

Comer as refeições numa velocidade razoável e partilhar detalhes de seu dia andam de mãos dadas. Quando sua mãe dizia para manter sua boca fechada enquanto mastigava, ela não estava apenas ensinando você a não deixar "voar" pedaços de comida mastigada. Talvez ela tivesse em mente a "Senhorita Boas Maneiras", mas ela também sabia que diminuir a velocidade e dar mais tempo às suas refeições, significaria aproveitar a companhia dos outros, respeitando o que cada um tinha a dizer, criando assim um ambiente que não fosse totalmente caótico.

Seus olhos são maiores do que sua barriga

Tendemos a colocar mais comida em nossos pratos do que nosso corpo precisa e nosso estômago pode confortavelmente acomodar.

Você sabia que as porções na maioria dos restaurantes são de duas a três vezes maiores do que eram há dois anos? As travessas de jantar nesses lugares se parecem com pranchas de surf, carregadas com comida suficiente para duas ou três pessoas. Infelizmente, pesquisas mostram que se ela está no prato, nós mais do que provavelmente a comeremos.

Antes de dar a primeira garfada em qualquer refeição, verifique a quantidade existente em seu prato. Você precisa dessa quantidade de comida?

O que sua mãe diria a você? Uma maçã por dia mantém o médico distante? Troque o doce da sobremesa por uma fruta? Comece seu dia com um bom café-da-manhã? Você pode começar ouvindo tudo isso agora. Sua mãe não precisa saber.

CHECK-LIST DO CAPÍTULO 7

- Decida o que você quer de uma refeição.
- Faça uma lista das mudanças que você gostaria de empreender nas refeições em sua casa.
- Discuta com seu cônjuge/família o que você quer das suas refeições.
- Planeje cozinhar comidas com antecedência.
- Equilibre seus almoços.
- Elimine a comida comprada pronta.
- Ouça sua mãe.

Capítulo 8

A VIDA QUE VOCÊ LEVA

TUDO ESTÁ CONECTADO

Uma vida compartimentada não funciona para a maioria de nós. Lar, família, amor, comida, atividade, lazer, descanso – se um elemento está fora da linha, tudo sofre. Sua vida deveria ser equilibrada. Ela deveria ser uma vida produtiva, uma vida social, uma vida espiritual, uma vida onde você dá e recebe amor. Como espero ter deixado claro, acredito que o lar é o melhor lugar para começar a fazer mudanças que reverberem por todas as partes de uma vida equilibrada. Quero que você olhe para todos os aspectos da sua vida. Mas como você está aqui para perder peso, quero que olhe principalmente para os aspectos físicos da sua vida, para ver se seu corpo está recebendo a atenção que merece.

Caro Peter,

Sei que o problema da bagunça tornou-se muito pior no ano passado – e enquanto escrevo, percebo que durante o mesmo período o ódio pelo meu trabalho aumentou drasticamente. Minha bagunça é também um problema relacionado ao meu trabalho. Tenho coisas empilhadas por todo lado.

Você não pode separar as partes físicas, emocionais e espirituais e colocá-las em compartimentos. Se eu me disciplinar numa área (exercício, alimentação etc.), as outras áreas melhoram. Se eu negligenciar uma área, negligencio todas.

Uma vida ativa

Assumir o controle da sua vida requer energia. De onde vem essa energia? Está certo, da comida. Mas ela também vem do fato de se levar uma vida ativa. Você já teve um dia em que está ocupado, ocupado, ocupado, mas conseguiu concluir muitas tarefas pequenas? Você passa na lavanderia, vai trabalhar, paga contas, ajuda um amigo, telefona para sua mãe para dizer feliz aniversário, pega o carro no mecânico, cozinha o jantar, separa a correspondência, limpa a cozinha, corta as unhas e... Uau! Acabou. Se você ficar correndo em círculos, um dia como esse é a gota d'água. Mas, se você está no comando, ser eficiente e produtivo é revigorante, não é? Nada limpa melhor a bagunça mental do que as endorfinas. Então, mantenha-se em movimento! Volte-se para projetos inacabados pela sua casa, faça um pouco de jardinagem, limpe um armário, lave o carro ou o cachorro. Em vez de ficar lanchando por dez minutos, deixe a roupa passada. Você ficará surpreso por saber quanta alegria e energia você encontrará concluindo pequenas tarefas.

Mas, não importa o que você faça, não vá às compras. A última coisa que você precisa é de mais tralhas.

EXERCÍCIOS PARA A VIDA QUE VOCÊ QUER TER

Cada um de nós sabe que escolhas alimentares mais saudáveis são apenas parte da solução. Tendemos a gastar tanto tempo sentados sobre nosso traseiro que não é surpresa que a gordura se acumule justamente ali. Entretanto, você não tem de fazer grandes mudanças para ver a diferença. Assim como acontece com a comida, você sabe o que precisa ser feito! Suba as escadas em vez de tomar o elevador. Estacione um pouco mais longe da entrada do shopping center. Corte a grama em vez de contratar um jardineiro. Mesmo uma caminhada de dez minutos todos os dias pode fazer uma diferença significativa em sua aparência e em como você se sente. Para começar, identifique pequenas mudanças que você pode fazer no seu dia-a-dia para aumentar a atividade física. Os benefícios são enormes.

> Caro Peter,
>
> Quando estou concentrada na dieta e em me exercitar, a bagunça na minha casa começa a ficar menor. As coisas começam a ficar mais organizadas quando estou me cuidando melhor.

Comece com algum exercício que funcione para você. É fácil dizer: "qualquer coisa que funcione para você", mas é isso mesmo que quero dizer. Você se aborrecerá ou resistirá ao exercício que não se encaixa naquilo que você pode suportar, na idade que você tem, em seu corpo e preferências. As opções variam dependendo de onde você vive. Mas uma coisa é verdade para todo mundo. Você não pode perder peso sem exercícios. O exercício queima a gordura. Mas isso não é tudo. À medida que você desenvolve músculos, seu metabolismo se acelera, e você queima mais gordura ao longo do dia. Não existe uma pílula mágica de dieta que vai torná-lo magro, mas desenvolver seus músculos em conjunto com uma dieta correta é o mais perto que você pode chegar disso. Não importa quantos anos você tenha ou em que forma física esteja, você deveria incluir atividades cardiovasculares e de levantamento de peso na sua vida. Se você é um participante passivo em sua vida, pode contar que as coisas (peso e tralhas) vão se empilhar à sua volta. Assuma o controle. Leve a vida como um participante ativo. Preencha o quadro a seguir com coisas positivas que você sabe que pode fazer e se mantenha firme com elas.

ATIVIDADE
Aumentando sua atividade física

COISAS QUE FAÇO HOJE	COISAS QUE POSSO FAZER PARA MELHORAR
Assistir à tevê por três horas todas as noites.	Uma caminhada de 15 minutos depois do jantar.
Levar as crianças de carro para a escola.	Sair dez minutos mais cedo e levar as crianças a pé para a escola.

Viva a sua vida

O exercício não tem de seguir um programa rigoroso em que são alternados curtos períodos de atividade intensa com flexões. Se você sempre odiou exercícios, precisa recompor a maneira como os encara. Exercício é somente uma atividade. Trata-se de mover seu corpo através de um espaço. De se divertir e aproveitar. Se você não o faz em excesso nem passa dez horas por dia numa esteira olhando uma parede vazia, ele pode ser bastante agradável. Procure maneiras sociáveis e divertidas para ser mais ativo. Tome aulas de dança. Tente a patinação. Planeje um piquenique. Se alguém o convidar para uma longa caminhada, não recuse. Lembre-se: "Caminhada é somente a palavra esportiva para andar". Você pode fazê-lo. Se um grupo está jogando futebol, que você detesta, vá assim mesmo. Você não tem de jogar. Apenas aprecie estar ao ar livre. Ofereça ajuda para carregar o equipamento. Ande em volta do parque ou do campo onde o jogo acontece. Movimente-se. Depois veja como se sente.

Na vida que você vislumbra, quanto você se imagina ativo? O que você pode alcançar fisicamente? De que atividades você gosta? Essa visão deveria ser seu objetivo. Talvez você goste de passar todo domingo andando em volta de um lago ou, então, fazendo um piquenique com amigos. Talvez você sempre tenha gostado de natação quando criança, mas nunca pensou em procurar uma piscina nas imediações. Talvez você devesse fazer aquelas aulas de salsa que sempre pensou em fazer. Marque com amigos. Faça com que isso seja tão divertido que você esqueça que é algo realmente bom para você.

Amplie

É assim que você começa. É fácil. Não importa o que você esteja fazendo atualmente, quero que você amplie. Se você está inativo, comece aos poucos. Ande. Se você anda, adicione pesos ou corra. Se você já se exercita, comece a variar a sua rotina. Se você anda de bicicleta, associe-se a uma academia, ou comece a fazer passeios mais longos com um amigo. Se você vai à academia, tente um novo esporte ou teste uma aula diferente. Se você é tímido em público, experimente vídeos com exercícios no conforto de sua casa. Alguns deles são terrivelmente chatos, mas se você procurar e perguntar a amigos, pode encontrar alguns que servem às suas habilidades e personalidade. Faça um rodízio dos melhores que encontrar e, em breve, você se encontrará mantendo conversas com o vídeo instrutor – embora isso possa também ser sinal de que você está pronto para levar a sua atividade para fora de casa, num ambiente mais social.

Poupadores de tempo

Se o tempo urge, enquanto o jantar está no forno, coloque o vídeo de exercícios e pratique um pouco. Não deixe ninguém caçoar de você; em vez disso, faça-os se exercitarem com você. Se você não pode agrupar parcelas de tempo grandes o suficiente para se exercitar, você ainda pode adaptar o seu estilo de vida. Leve o cachorro para correr em vez de dar uma caminhada. Se você tem uma criança, procure um grupo de mães que se exercitem com carrinhos de bebês. Se você não encontrar nenhum, comece um. Estacione longe do trabalho ou encurte o trajeto que faz de carro (ou de transporte público) entre o seu trabalho e a sua casa. Ande um quilômetro e meio todas as manhãs. Faça levantamento de pernas enquanto você assiste tevê (e aqui, admita, você poderia estar na academia assistindo à tevê). Roube de seus filhos o console Wii – um ótimo queimador de gordura que está encontrando seu lugar em spas e casas de repouso, onde pessoas mais velhas o estão usando para simular boliche, tênis e até mesmo *baseball*. Se minha mãe de 84 anos pode fazê-lo, então você também pode!

Capítulo 9

Os desafios que você enfrenta

Falamos sobre os gatilhos emocionais que nos fazem comer alimentos que são ruins para nós. Agora vamos falar sobre as tentações externas. Quais são as situações diárias que fazem com que seja difícil manter-se dentro do planejado? Neste capítulo, vamos identificar situações de alto risco para alimentos não saudáveis e falar sobre como usar a organização para evitá-los ou mudá-los para sempre.

PRINCÍPIO DA COMIDA-TRALHA

A gordura não aparece do dia para a noite e não desaparecerá da noite para o dia.

INDULGÊNCIA CONSCIENTE

Eu disse mil vezes: sua casa deve refletir a pessoa que você quer ser. Se você quer fazer uma mudança, deve começar por sua casa. Mas ninguém deve permanecer preso. A vida deve ser vivida. Qual a vantagem em se ter uma casa linda e organizada, uma dieta perfeita, e um corpo magnífico se você não fizer parte da arte, da cultura, da beleza, das atividades e das pessoas deste mundo? Você pode achar que, comendo em casa, você rompe os maus hábitos e estabelece rotinas, mas no fim vai ter de se aventurar para fora do ninho e para dentro do mundo real, e o mundo real complica tudo. Vamos falar sobre gatilhos externos: como lidar com o "comer fora", como ter tanta diversão quanto você sempre teve sem comprometer a sua saúde, e como planejar-se para o inesperado.

Caro Peter,

Posso dizer-lhe que realmente me alimento de forma diferente quando estou fora de casa. Minha melhor amiga ama sair para tomar um sorvete ou para jantar fora, e eu nunca digo não, não sei como fazê-lo. Eu sinto como se, às vezes, eu simplesmente não me importasse.

Quando você sai para comer, esteja atento. Lembre-se de quem você é e das mudanças que quer para sua vida. Se você está mais feliz, perderá peso. Seja feliz. Aproveite a noite. Não faça um pedido especial de salmão seco e salada com molho à parte. A questão também não é a sobremesa. O ponto é tentar alcançar o peso com o qual você se sente bem, mas levando uma vida completa, equilibrada. A mudança de peso é algo lento e gradual. Se você está esperando mudar seus hábitos alimentares por uma semana ou três, e então voltar à antiga maneira de fazer as coisas, aceite meu conselho: nem mesmo comece. Você não está levando nada a sério.

No momento, o que importa é chegar a um lugar onde você conscientemente pense sobre o seu "eu" ideal. Onde a sobremesa então se encaixa? Pode ser apenas um pedaço de bolo num prato, mas como isso se encaixa com o que você sabe que quer e merece? Cada decisão é parte de uma escolha mais ampla que você está fazendo. Use o questionário a seguir para avaliar onde você fraqueja na balança do autocontrole.

QUESTIONÁRIO

Conheça seus pontos fracos

Se o garçom coloca uma cesta de pães na mesa, você:

a) imediatamente se serve e come até a chegada do próximo prato.

b) pega um pedaço, e então pára.
c) não come.
d) pede ao garçom para tirar o pão da mesa.

No que diz respeito a beber durante o jantar, você:
a) às vezes toma um coquetel, e, então, divide uma garrafa de vinho com seu acompanhante.
b) normalmente bebe um copo de vinho, cerveja ou um refrigerante.
c) bebe só água.
d) bebe um refrigerante *diet*.

Num coquetel ou numa festa de trabalho, quando você vê o garçom com os aperitivos, você:
a) persegue-o: afinal é comida de graça!
b) espera passar o seu favorito.
c) diz não – você esperará pelo jantar.
d) sai à caça da mesa de aperitivos naturais e se enche de palitos de erva-doce.

Quando você pede um prato do cardápio, você:
a) pede a entrada mais apetitosa, mais inspiradora disponível – afinal, essa é a razão para comer num bom restaurante.
b) serve-se do antepasto que você ama e pede um prato principal mais equilibrado.
c) escolhe uma salada e uma entrada magra e colorida.
d) pede tudo de modo especial – molhos de saladas e outros molhos à parte.

Na hora que o garçom leva seu prato embora:
a) ele está vazio – você é membro do clube prato-limpo.
b) algumas vezes está vazio, algumas vezes você leva para casa o que sobra, depende da fome.

c) sempre sobra um pouquinho – você procura deixar o bastante para o almoço de amanhã.
d) ele foi dividido ao meio e exatamente 50% da comida que lhe foi servida permanece exatamente onde estava.

Em relação a *fast-food*:
a) você come, você ama, você não pode viver sem ela.
b) você não a come constantemente, mas quando ela é a única opção, você admite que é uma delícia.
c) você evita, mas achou algumas opções saudáveis nos locais que freqüenta.
d) você não acredita que as pessoas coloquem esse lixo no corpo.

Ao final de uma refeição:
a) você sempre pede sobremesa. É uma ocasião especial!
b) você gosta de dividir uma sobremesa deliciosa.
c) você não pede sobremesa, mas se os outros pedirem, você vai dar uma garfada.
d) você beberica chá, sem açúcar e assiste os outros se empanturrarem.

Marque seus pontos

Se suas respostas foram na maioria "A":

Você gosta de viver a vida da forma mais completa. Ir a um restaurante é uma ocasião divertida, festiva e você quer aproveitar ao máximo. Aplaudo essa atitude, e você parece exatamente o tipo de companhia para jantar que aprecio. Mas – e você sabia que havia um *mas* a caminho – é bem possível que estar acima do peso iniba sua habilidade de viver a vida ao máximo. Você está num dilema. Ao mesmo tempo em que está aproveitando a vida, você está tirando algo da sua vida. Não se pode ter tudo.

Você precisa extrair o mesmo prazer de uma noite fora de casa sem comprometer sua saúde. Claro, comer seus alimentos favoritos e beber livremente lhe dá uma sensação de liberdade, de excesso, de celebração. Mas esses sentimentos não vêm do que você coloca no seu corpo. Eles não vêm daquilo que está na bandeja do garçom. Eles vêm de você. Você os traz à mesa.

Existe uma série contínua aqui. Não há necessidade de mudar drasticamente tudo o que você faz quando você come fora. Olhe as respostas "B" do questionário. Essas são algumas escolhas levemente mais saudáveis. Use-as como um guia para começar a melhorar a qualidade e reduzir a quantidade do que você consome quando come fora de casa. Seja cuidadoso com aquilo que você leva à mesa. Você pode surpreender-se ao descobrir que o que você come não é nem de longe tão importante quanto a companhia da pessoa com quem você está e o quanto vocês se divertem juntos.

Se suas respostas foram na maioria "B":

Sabe o quê? Você é uma pessoa bastante razoável. Você não cede por indulgência. Você não se arrisca desnecessariamente quando come fora, mas ainda se sente tentado por um macarrão cheio de queijo ou uma sobremesa de chocolate, uma vez ou outra. Quem pode culpá-lo?

A maneira como você come funciona para muitas pessoas. Ela funciona para pessoas cujo metabolismo não começou a ser mais lento, e ela funciona para aquele "sacana" – eu me refiro àquele amigo que parece nunca ganhar peso não importa o que ele coma.

Não tenho problema com o que você come e as escolhas que faz, exceto pelo fato de que não estão funcionando para você. Talvez elas já tenham funcionado uma vez, mas não mais. A questão é que não importa o quanto o seu comportamento seja razoável, você não está feliz com o seu peso atual, então, algo tem de mudar. Você está fazendo bastante esforço para comer bem – tenta fazer escolhas sensatas, você divide a sua sobremesa –, mas está na hora de fazer algo mais intenso.

No questionário anterior, verifique se você respondeu "A" em alguma das questões. Esses são seus pontos fracos. Talvez seja a cesta de pães antes do jantar que trapaceia você. Talvez seja a sua inclinação para comer tudo o que está no seu prato. Você precisa fortalecer esse ponto fraco com um plano. Estabeleça limites razoáveis com antecedência e lembre-se deles bem antes de ir ao restaurante. Se você vir sua mão alçando na direção daquela cesta de pães, aproveite o momento para empurrá-la de volta e concentrar-se mais intensamente na conversa.

Agora dê uma olhada na resposta "C" de cada questão. Essas são as respostas para alguém que está fazendo um esforço combinado para colocar quantidades razoáveis de alimentos saudáveis em seu corpo. Você precisa se mover nessa direção.

Se suas respostas foram na maioria "C":

Parabéns! Você está fazendo escolhas verdadeiras sobre o que e quanto você quer comer. Eu aplaudo seus esforços. Talvez comer fora não seja um problema para você. Mas se algumas das suas respostas não foram a letra "C", olhe para elas cuidadosamente. Elas lhe mostrarão seus pontos fracos. Você pode comer peito de frango simples e salada até o fim da vida, mas isso não fará nenhum bem se você na seqüência comer um pedaço enorme de bolo de chocolate-marshmallow-caramelo ou esvaziar uma garrafa ou duas de vinho a cada refeição. Conheça seus pontos fracos. Isole-os e trabalhe neles, um de cada vez. Você se surpreenderá com a diferença que uma pequena, mas consistente mudança, pode fazer.

Se suas respostas foram na maioria "D":

Bem, tenho de lhe dar crédito pela sua disciplina. Regras são ótimas, mas você precisa ter certeza de que elas não comandam sua vida. Você é que comanda sua vida. Verifique se você ainda está se divertindo quando sai para comer. Talvez suas regras tenham virado um hábito tão arraigado que agora você dificilmente as perceba. Mas se você está constantemente pedindo ao garçom para colocar as coisas de lado ou faz substituições, alguma coisinha está se perdendo da sua experiência. Você está forçando o pobre chef a reproduzir exatamente o que você come em casa? E, se você está trabalhando tão diligentemente para aperfeiçoar a sua dieta, por que você não está vendo resultados? Talvez seja hora de parar de olhar para a comida e olhar para outras facetas da sua vida. Você está feliz? É essa a vida que você quer? É essa a casa que você deseja? É esse o corpo que você quer? Não concentre toda sua energia em minúcias. Considere o conjunto.

Quando e quanto você come

Para algumas pessoas, qualquer passo fora de seu plano alimentar pode ser o primeiro passo para despencar ladeira abaixo. Você belisca uma bolacha e de repente se encontra encarando um pote vazio de sorvete, perguntando-se como você fez para comê-lo sem pensar. Para outros, um pequeno desvio pode se acomodar em seu dia ou semana, sem que sua balança saia completamente dos trilhos. Você tem de prestar atenção em si mesmo, manter seu plano alimentar, para assim encontrar o que funciona para você.

Certificar-se de que em sua cozinha, despensa e geladeira estão armazenados apenas aqueles itens que você sabe que são bons e saudáveis para você é um grande passo. Remover a tentação é outro passo. Mas quando você sai de casa, as coisas se tornam mais enganosas. Você sabe onde as tentações repousam. Você sabe que um certo restaurante tem uma sobremesa a que não poderá resistir, ou que cada vez que vai ao cinema você acaba comprando refrigerante e pipoca gigantes, além da bala. Lembre-se de manter seu diário alimentar para poder ver claramente o que leva você a se manter no plano e o que faz você escorregar. Não escreva apenas aquilo que você comeu, mas também como se sentiu e por que você o comeu. Identificar aqueles velhos modelos e hábitos o ajudará a mover-se para frente. Só você pode estabelecer novos modelos no lugar dos velhos. Seja honesto consigo mesmo quando você faz as regras e quando você as quebra, isso até encontrar uma solução.

Bagunça é matemática. Você não pode ter mais livros do que o espaço disponível na estante. Você não pode comer bolachas o dia inteiro e esperar sentir-se bem. Talvez você não possa suportar o sentimento de limitação e queira ser capaz de entupir-se – comer quantas rosquinhas seja humanamente possível. Não posso aparecer na sua porta para impedi-lo de seguir esse caminho. Você precisa fazê-lo por si mesmo. Não se dê espaço para interpretações. Seja firme sobre quantidades. Talvez você se prometa que vai mudar a maneira como come... amanhã. Não espere até depois do fim de semana ou até que seus horários fiquem mais flexíveis. Essa é a sua vida. Não a coloque em espera. Rompa o hábito de procrastinar e entre no novo hábito, perguntando-se como o alimento pelo qual você está procurando se encaixa naquilo que você quer para você. Seu corpo tem limites, Respeite-os.

Caro Peter,

Uma coisa que sempre tenho de me lembrar é que não estou levando vantagem limpando meu prato. Gosto de fazer valer o meu dinheiro, então gosto de acabar com a minha comida no restaurante, especialmente se ela não é apropriada para que as sobras sejam levadas para casa. Mas para que eu não armazene gordura para o inverno, tenho de perceber que comer mais do que devo não é vantagem. É ruim. Dores de estômago, problemas de saúde e a mudança de peso não valem a "vantagem".

Comprometa-se. Certifique-se de que seu plano envolve menos comida e alimento mais saudável do que você atualmente come. E não mude as regras. Se você se permite aquela rosquinha uma vez por semana, mas uma semana mais tarde se encontra mastigando um prato inteiro delas, então, algo está claramente errado. Você não está comprometido. (Falarei sobre trapacear mais adiante, ainda neste capítulo).

OCASIÕES ESPECIAIS E FERIADOS

Caro Peter,

Fomos convidados para 32 festas de formatura neste ano e chegamos a ir a 12 em um só dia. Esses convites são um desastre para a balança. Todo mundo enche a mesa de comida e muitos ainda lhe dirão que dá azar não comer um pedaço do bolo de formatura. É terrível e difícil ficar ali por horas a fio, abstraindo o entorno enquanto seus amigos estão comendo sem parar.

É difícil dizer não a um bolo de aniversário. É o aniversário de alguém! Ele só acontece uma vez no ano! É uma ocasião especial! O mesmo é válido para a torta no dia de Ação de Graças. É o dia de Ação de Graças! É uma torta feita em casa!

Como você pode dizer não? E quando você vai a um casamento, é claro que você brinda com um copo, ou dois, ou cinco. É um evento único (espera-se!). E quando você faz a soma, existem muitos feriados e ocasiões especiais. Isso é uma coisa boa – quem não gosta de uma festa – exceto quando ela vem com comidas calóricas e bebidas em excesso.

Ocasiões especiais e feriados são as desculpas favoritas de todo mundo para comer em excesso. Mas uma vida divertida, festiva, é cheia desses eventos e queremos que a sua vida seja divertida, festiva, que seja uma vida longa e saudável. Assim como você cria regras para si mesmo, no que diz respeito a comer fora, você precisa planejar-se para essas ocasiões especiais. Leve em conta as tentações próprias dos feriados e das celebrações. Um dos truques mais simples é comer bem antes de sair de casa. Chegar com o estômago cheio e satisfeito em vez de chegar com fome ajuda você a dizer não àquele pedaço enorme de bolo ou a uma farta mesa do bufê.

Aperitivos

Uma mordiscada de queijo aqui. Uma provadinha gordurosa ali. Eles são tão pequenos. Você está tão faminto. Quem pode culpá-lo? E quem pode contar quantos você comeu? Eles apenas ficam vindo e vindo, e quando tudo acaba, você não tem idéia de quanto comeu. Atenção aos aperitivos. Mantenha-se dentro das regras. Eles são pequenos, mas são "mortais".

Brindando

Muitos eventos especiais envolvem celebrar uma realização ou um momento de felicidade com um copo levantado. Freqüentemente um garçom passa por perto e enche novamente aquele copo, antes mesmo que você tenha terminado. Essa é outra situação em que é difícil registrar o quanto você consome. Beba pequenos goles. Recuse que encham seu copo até que ele esteja vazio. Lembre-se de que não importa o quão facilmente "desça", uma bebida alcoólica é basicamente uma sobremesa. Imponha-se limites. Muita bebida alcoólica também pode causar confusão. Você não quer perder de vista o plano que tem para si (a menos que a vida que você quer seja uma vida envolta em uma névoa bêbada). Controle a bebida que ingere e você manterá a clareza, viverá o momento e será capaz de lembrar-se de toda a diversão que teve quando acordar pela manhã.

Tradições

Muitas celebrações religiosas, ou algo parecidas com elas, têm rituais e tradições específicas. Os doces de Natal da sua sogra. O champanhe do Ano Novo. O chocolate no Dia dos Namorados. A cerveja e o frango frito nos feriados. Nunca consuma algo apenas porque é uma tradição. Faça-o por ser significativo para você: talvez porque você goste do sabor, porque seja algo que você vai saborear e lembrar-se depois, porque você fez planos para esse momento, para poder comer tudo com cuidado e muito prazer. Tradições são momentos intensos, mas isso não é razão para colocar de lado tudo aquilo que você se esforçou para conseguir. Você pode participar sem ultrapassar o limite. Experimente. Olhe em volta. Absorva a essência do momento e a razão da tradição. Tenha em mente que você separou um tempo para reunir-se com a família ou amigos, foque nisso e não na comida. Ou você quer novamente conviver com a sensação de um "cinto muito apertado"?

Pressão dos amigos

"Vá em frente – só mais uma mordida, não vai matar você!" A pressão do grupo não existe só entre adolescentes. Em cada reunião repousa uma certa dose de pressão social, mesmo que não seja intencional ou declarada. Você quer participar. Você não quer chamar a atenção. Qualquer um que já tenha tentado se abster de beber numa festa sabe o quanto é difícil passar despercebido. As pessoas podem de repente pensar que você é um alcoólatra em tratamento. Pode ser que você não queira dar explicações ou simplesmente não queira passar a noite fora de casa discutindo seus esforços para controlar seu peso. Bem, agora é hora de você ser um pouco arrogante. Você tem o direito de fazer suas escolhas pessoais. E tem o direito de ignorar qualquer sobrancelha levantada e de educadamente redirecionar qualquer pergunta inapropriada. Se alguém diz: "Não está bebendo esta noite?", ou, "O quê? Sem sobremesa? Mas você AMA chocolate!", simplesmente reafirme o óbvio. Diga: "Não obrigado. Mas parece maravilhosa". Então mude de assunto. Planeje formas de desviar a atenção, assim você não é pego desprevenido.

Bufês

O especial "tudo o que você puder comer" está chamando seu nome. Qualquer bufê "tudo o que você puder comer" é o desafio máximo para alguém que está tentando controlar o que come. Comida e oportunidade ilimitadas – o que poderia ser melhor? A regra para bufês é simples: pegue apenas um prato. Ponto final. Quando você é encorajado a voltar para segundos, terceiros e até quartos pratos e lhe é dado um prato novo a cada vez, é fácil perder o registro do quanto você comeu. Imagine que o bufê é o cardápio, e decida o que quer pedir. Pegue uma quantia razoável dessa comida. Seu prato não deve estar transbordando com todos os tipos diferentes de alimento, mas deve parece um prato de comida simples, colorida e saudável. Coma vagarosamente. Aproveite a conversa e o momento e as pessoas que estão com você e amanhã não se arrependerá de ter comido muito. Em vez disso, lembrará do ótimo momento que teve.

PRINCÍPIO DA COMIDA-TRALHA

Concentre-se em apreciar a próxima refeição. Não deixe um engano fazer você desistir.

TRAPACEANDO

Aposto que você já trapaceou numa dieta. Quem nunca fez isso? A menos que essa seja a primeira vez que você está procurando perder peso, você em algum ponto trapaceou. Porque aqui está você, tentando mais uma vez perder aquele peso e chegar àquele número mágico da balança que grita: "Sucesso!". Mas lembre-se, não há dieta neste livro. Este não é um programa de pontos e pesagens, nem um grupo de apoio. Ninguém está olhando o que você faz. Você não está numa dieta. Você está fazendo uma promessa a si mesmo que comerá de maneira diferente. Você está se mudando de onde está para onde quer estar. Qual o sentido de mentir para si mesmo? Tenha em mente todas aquelas coisas que você quer fazer.

Recentemente, eu estava em Nova York falando sobre o meu livro *It's all too much*. Uma mulher me perguntou como ela poderia tirar a bagunça de seu apartamento. Ela respondia com entusiasmo às minhas sugestões, até eu lhe dizer: "Você tem de parar de comprar qualquer coisa nova, exceto o que seja essencial, pelos próximos seis meses". Sua boca estava apertada num sorriso forçado, enquanto ela balançava a cabeça dizendo sim, mas tudo o que eu via era "não, não, não!". Quando eu a forcei nesse ponto ela disse que estava desesperada para tirar a bagunça da sua vida, especialmente das áreas de convívio, mas parar de comprar, não comprar mais nada!? Ela não podia fazer isso.

Se você me conhece, sabe que às vezes posso ser um pouco duro. Pode ter soado cruel, mas eu disse a essa mulher que ela não estava levando a sério minha orientação sobre tirar a bagunça e que, então, não havia nada que eu pudesse fazer por ela. Pode não ser o que ela queria escutar, mas era definitivamente o que ela precisava que lhe fosse dito. Com comida, com tralhas, não há resposta mágica, não há solução instantânea. Posso lhe mostrar o que acredito ser o caminho para lidar com o assunto e ter sucesso, mas caso você não esteja preparado para ir fundo de todo o coração nessa direção, por conta própria, é melhor parar agora. Não posso fazer isso por você, mas você, sim, pode certamente fazê-lo por si mesmo.

E assim também para a trapaça. Sem honestidade não pode haver sucesso. Você escolhe trapacear – é tão simples assim. Quando você trapaceia nesse caso, a pessoa de quem você está "roubando" é você mesmo. Sempre me fascinaram as pessoas que escondem a comida que estão comendo. Elas comem em casa onde ninguém pode vê-las. Ou elas mantém aquele pacote de 250 gramas de chocolate escondido em suas gavetas, assim podem surrupiar uns punhados sem que ninguém as veja. Uma cliente minha mente em seu diário dos "Vigilantes do Peso". Ela diz que se ela não coloca ali aquela bala é como se ela nunca tivesse comido. De quem ela está se escondendo? Agindo assim, é a sua própria vida que você está sabotando.

Pense sobre o que você faria se visse crianças derramando um copo de leite pelo terceiro dia consecutivo. Você diria que elas são pessoas horríveis? Você diria: "Oh, desista. Voltem para a mamadeira. Vocês nunca serão capaz de manter um copo de leite na mesa". Claro que não. Você as consolaria. Você pegaria para elas um novo copo de leite. Você falaria com elas sobre estar consciente de seu corpo e de ser cuidadoso com copos. E você as encorajaria a tentar novamente.

Escorregadas podem acontecer, já que velhos hábitos são duros de mudar. É importante não se castigar, em vez disso, é preciso ser gentil consigo mesmo. Tenha fé. E comece novamente. Mas não esqueça a auto-análise. Crianças derramam leite porque elas ainda não aprenderam a perceber-se como um todo. Elas não conseguem saber onde estão os cotovelos e brincar com seus amigos ao mesmo tempo. Você é o adulto aqui. Volte e olhe o seu diário alimentar. O que o derrubou? Foi algo que aconteceu durante o dia? Você estava ocupado e sem um plano para uma refeição saudável? Alguém disse algo para aborrecê-lo? Lembra-se dos seus gatilhos? Volte e reveja-os sempre que você precisar de reforço. Você precisa encarar seus gatilhos de cabeça erguida. Mude essa parte da sua vida ou procure por uma nova saída para aquela emoção. Trabalhe seus gatilhos dentro do seu plano e, então, eles não o farão tropeçar quando você menos esperar.

Só porque você trapaceia não significa que falhou completamente. Não deixe pequenos enganos virarem uma bola-de-neve. Veja-os como eles são (um donut, um cheeseburguer duplo, um saco de batata chips), pense no que aconteceu e siga em frente.

Lembre-se de seu diário alimentar

Se você está lutando com gatilhos emocionais e externos, continue a usar seu diário alimentar para identificar as situações que o levam a alimentos ruins. Rever o que você escreveu ajuda a criar comportamentos substitutos, para assim ajudar a superar esses momentos de fraqueza.

Procure substituições saudáveis

Recorra a novos comportamentos para substituir seus gatilhos externos. Misture os exemplos a seguir ou crie os seus próprios.

EM VEZ DE:	EU:
Comer em coquetéis...	Comerei um lanche saudável antes de sair e me permitirei tantos (fixar o número) aperitivos.
Beber intermináveis drinks às sextas-feiras com meus colegas depois do trabalho...	Beberei água com gás e limão ou lima. Ninguém precisa saber o que há no meu copo.
Ceder demais às tentações nos sábados à noite, jantando com amigos...	Acharei opções saudáveis no menu e limitarei minhas porções.
Ficar louca nos feriados e ocasições especiais...	Estabelecerei regras: sem bolo de aniversário; jantares de verdade em vez de banquetes fora de casa.
Ceder a tentações, quando os planos são cancelados...	Ter alimentos de apoio em casa.
Mandar ver na *fast-food*...	Nunca mandar ver em nada. Seguir o plano.

Para algumas pessoas, é mais fácil substituir alimentos do que comportamentos. Tente escrever suas mais nocivas indulgências e escolher alternativas saudáveis ou atividades que as preencham.

EM VEZ DE:	VOU COMER/BEBER:
Aperitivos (salgadinhos).	Um pedaço de fruta ou um punhado de nozes.
Nacho.	Cenoura e grãos.
Coquetéis.	Água com gás.

CHECK-LIST DO CAPÍTULO 9:

- Identifique os gatilhos que levam você a comer em excesso.
- Pegue o questionário "Conheça Seus Pontos Fracos".
- Saiba as ocasiões que levam você a comer em excesso.
- Elimine a *fast-food*.
- Faça uma lista de como melhorar seu nível de atividade física.
- Mantenha um diário alimentar.
- Procure substituições saudáveis.

Epílogo

O SUCESSO QUE VOCÊ APROVEITA

ABRACE-O TODOS OS DIAS

Atravesso o país explicando meu trabalho e falando sobre os efeitos da bagunça na vida das pessoas. Durante o momento de perguntas e respostas de minhas palestras, a cada evento, uma mão inevitavelmente se levanta e alguém faz a pergunta que sempre ouço: "Você conhece todas as famílias com as quais você trabalha, aquelas que vemos na tevê? Elas mantêm seus locais organizados depois que você vai embora?". Existe grande fascinação em relação ao fato de ser possível alguém quebrar o hábito da bagunça e passar a manter sua casa arrumada.

Enquanto a maioria das pessoas alcança uma mudança permanente, eu gostaria de dizer que cada família com a qual trabalho é uma história de sucesso, mas isso não é exatamente o caso.

Entretanto, no decorrer dos anos, tenho percebido que há uma forma de fazer as mudanças permanecerem e de fazer com que o novo jeito de viver seja permanente. Bem, no mínimo há um ótimo modo de aumentar as chances de se ser bem-sucedido.

Não comece com as "coisas", comece com a idéia clara da vida que você quer levar.

Tanto para a tralha quanto para a comida, se você concentrar sua atenção no óbvio (a coisa na sua casa ou a coisa no seu prato), você nunca alcançará sucesso permanente. A única maneira de permanecer nos trilhos é, por mais que pareça estranho, dar um passo para trás e perguntar a si mesmo: "O que desejo da minha vida? Que vida gostaria de ter? Com o que essa vida se parece?". Isso é um grande desafio, algo que a maioria das pessoas está muito apavorada para encarar. Medo do fracasso, medo do sucesso e de todas as suas perguntas sem respostas, isso tem impedido meus clientes de permanecerem concentrados em seus objetivos de vida. Siga a resposta até onde ela o levar.

SEM MAIS TRASEIROS GORDOS

Quando você começar a ver mudanças, celebre! Saia e coma o que quiser. Pegue uma grande porção de fritas e um bom *milk-shake* gelado! E então pegue outro!

Pare! Desculpe-me, eu não estava falando sério. Ah, se fosse tão fácil assim. Quero que você recompense seu progresso, mas não o faça escorregando de volta. Não use comida como recompensa. Faça alguma coisa para celebrar seu novo traseiro livre de tralhas. Deixe o sucesso ser um degrau para outros sucessos. Aqui estão algumas sugestões:

- Dê as roupas que estão muito grandes em você.
- Vá comprar trajes de banho pela primeira vez em anos.
- Compare fotos de antes e depois. Coloque-as em seu espelho ou em algum lugar onde você as verá todos os dias e assim se lembre quão longe você chegou.
- Faça um filme em vídeo de você mesmo dançando nu.
- Tome aulas de dança ou tente uma atividade que antes você temia fazer.
- Gaste dinheiro numa massagem ou num spa de fim de semana.
- Convide alguém para um encontro.

PRINCÍPIO DA COMIDA-TRALHA

Se você não fizer do ato de comer um estilo de vida, a gordura rastejará para o seu traseiro.

A ALEGRIA DA MANUTENÇÃO

O que aquelas pessoas em forma e saudáveis que você vê na rua não dizem é que ficar esbelto é muito mais fácil do que perder peso. Pense nisso. Para perder peso, você precisa de um déficit de calorias – você tem de queimar mais do que ingerir. Você precisa descartar mais calorias do que você consome. É difícil. Seu corpo sabe que está fazendo um negócio ordinário e faz você saber alto e em bom som – é difícil ignorar o barulho do seu estômago ou aquelas pontadas de fome. Mas para manter seu peso, você apenas necessita consumir a mesma quantidade de calorias que você queima. Muito mais fácil. Tenha isso em mente, se você ainda não está lá. Perder é difícil. Mantê-los fora é um pouquinho mais fácil. Existe luz no fim do túnel.

O outro lado disso é lembrar-se de que você não quer atravessar o duro processo de perda de peso novamente. Prenda-se às mudanças que você fez, estabelecendo uma rotina que não faça você se sentir privado de nada. Permita-se ter prazeres, apenas certifique-se de que eles estão limitados em dois modos: freqüência e quantidade. Você ainda tem de fazer escolhas todos os dias. Se você começa a fazer escolhas que não servem à vida que quer levar, voltará ao ponto onde começou. Existem muitas comidas deliciosas e que engordam lá fora. Resistir a elas pode ser algo que você tenha de fazer sempre que estiver faminto, a cada refeição, pelo resto da sua vida. Parece amedrontador, mas se a única outra opção é fazer más escolhas que vão contra a vida que você quer ter... bem, é com você.

Caro Peter,

Meus dias freqüentemente transcorrem por meio de fases ou ciclos, onde as coisas estão fora de controle. Sou mãe solteira, analista financeira e escritora. Trabalho fora de casa e tenho duas crianças autistas, então, é crucial que eu mantenha as coisas em ordem e esteja organizada. Com a loucura, quase sempre falho nessa área. Durante aqueles momentos em que o caos é maior do que o normal, minha casa, ou o que gosto de chamar de meu santuário, definitivamente mostra isso. A bagunça é algo embaraçoso. Também, definitivamente, ganho peso durante essas épocas. A frustração e a sensação opressora de fracasso, quando olho em volta, não apenas me lança para a comida como um conforto rápido, mas o desamparo me impede de me exercitar. Isso, em resumo, causa-me mais estresse, desisto de tentar controlar as coisas e ganho mais peso. É um ciclo horrível... A única maneira que encontrei de voltar a ter controle durante essa espiral é começar com a bagunça – o resto inevitavelmente vem atrás.

Rotina não significa aborrecimento

Você começou a ver mudanças porque descobriu uma rotina que funciona para você. Você está comendo menos. Está comendo alimentos que são melhores para você. Agarre-se a isso. Mas não entre numa rotina. A vida não deveria ser chata. O objetivo aqui não é viver uma vida com um corpo esquelético. Todos conhecemos pessoas que parecem estar fazendo isso e não parecem se divertir nem um pouco. Depois que você estiver confortável com a sua rotina, mas antes que se aborreça, comece a explorar meios de expandir seus horizontes alimentares. Procure por novas receitas em revistas e livros de cozinha. Tente receber – mas, desta vez, em vez de servir seus amigos com comida que você sabe estar ensopada de manteiga, procure maneiras de servir comida saborosa e saudável. Abra o grill, ou faça o seu primeiro ensopado. Compre um livro de culinária étnica e explore novos temperos e técnicas. Existe um milhão de modos de se divertir e se aventurar sem sacrificar o que você alcançou.

Deixe a gordura para trás

Viver de forma saudável deveria ser parte da vida, mas não deveria ser a sua vida.

- Não se defina pela sua relação com a comida.
- Não roube de você a alegria de comer. Se todo o seu prazer vinha de comer alimentos "ruins", procure bons alimentos ou novos interesses para substituí-los. Isso diz respeito a viver feliz e de maneira saudável – objetivo pelo qual vale a pena empenhar-se.
- Não fique obcecado. Eu me importo com você. Não posso aceitar a idéia de você se tornar uma dessas pessoas cuja vida se resume a imaginar como não comer uma simples batatinha frita.
- Não conte calorias ou coma falsos alimentos, nem vá jantar na casa de alguém e diga que você leva sua própria refeição.
- Não retire pedaços de cenoura de sua salada porque alguém lhe disse que a cenoura tem muito açúcar.
- Não compartilhe suas opiniões sobre o que outras pessoas estão comendo. "Oh, não posso comer aquilo – é tão gorduroso!". Seja atencioso e generoso. Procure benevolência.
- Não pregue a seus amigos sobre como eles podem um dia ser tão perfeitos quanto você. Você quer verdadeiramente ajudar alguém? Alimente os famintos, pelo amor de Deus.

Sua vida ideal e seu eu ideal

Quando vou à casa das pessoas, seja pessoalmente ou através dos meus livros, e as ajudo a se livrarem de suas bagunças, eu as deixo com uma casa limpa. Com as coisas, isso é fácil de conseguir sob muitas formas, porque lá você pode ver resultados instantâneos. Mas, como eu disse, não existe um conserto rápido. Não há absolutamente garantia de que essas casas sem bagunça permanecerão dessa forma. A depender da "mala direta" e da nossa cultura de consumo, eles estariam submersos no estado anterior em questão de semanas. Você tem uma estrada ainda mais dura pela frente. Você não pode seguir as instruções deste livro e perder todo o peso em uma semana. A perda de peso leva tempo; uma perda de peso saudável corresponde a meio quilo/um quilo por semana – isso são dois quilos por mês, não aqueles miraculosos 18 quilos que eles anunciam na contracapa das revistas. É muito mais difícil "tirar a bagunça" do nosso corpo do que de nossa casa. É por isso que quero que você se concentre em ter saúde, em alcançar uma lista de atividades que você acredita ser capaz de fazer com seu corpo ideal. Não é sobre balança. É sobre a vida.

Fique firme

Velhos hábitos são duros de se eliminar. Enquanto o tempo passa, tente fazer mais mudanças para melhor. Se você está infeliz com seu peso, comece pensando na sua saúde. Você está comendo alimentos bons para o coração? Você está se exercitando? Você está feliz? Lembre-se do seu objetivo. Lembre-se de sua vida ideal. Você pode fazer mudanças em saltos vigorosos, quando você encontra tempo e energia; apenas lembre-se de que você está sempre no controle da sua vida. Você pode criar oportunidades. Oportunidades de trabalho vêm e vão. Crianças crescem. Novos pensamentos e novas idéias entram em sua mente. Nós somos organismos vivos. Nossa vida é orgânica. Deixe a sua mudar, crescer e prosperar. Você se sentirá jovem até morrer.

Agradecimentos

Escrever este livro foi uma grande aventura – um pouco como o primeiro jantar do Dia de Ação de Graças que cozinhei há alguns anos, depois de ter me mudado para a América. Havia aproximadamente 35 pessoas naquele jantar e, se eu soubesse a variação de opiniões sobre a culinária do Dia de Ação de Graças – para não mencionar as trocas de receitas – antes de me oferecer para ser o anfitrião, talvez eu tivesse pensado duas vezes. Foi um pouco o que aconteceu com este livro.

Tendo crescido numa família de sete crianças, não me lembro de minha mãe alguma vez ter usado qualquer ingrediente de latas ou caixas para preparar refeições. Não tenho idéia de como ela fazia aquilo. Fomos ensinados desde a tenra idade sobre a importância do alimento fresco, bem preparado. As refeições eram uma parte central da minha infância e, mesmo hoje, quando minha família se reúne, isso acontece geralmente em volta de uma mesa. É barulhento e cheio de risada, caótico e louco – e eu não gostaria que fosse de outra maneira. A comida é central para a vida da minha família, assim como temos perspicaz consciência de que o excesso raramente é saudável.

Da mesma maneira que nenhuma refeição se faz sozinha, nenhum livro se escreve sozinho. E da mesma maneira que há milhares de variações em assar o peru do Dia de Ação de Graças, houve mil e uma opiniões sobre bagunça e gordura. Este livro não estaria em suas mãos se não fosse a ajuda, o humor e o discernimento de muitas pessoas:

Aos leitores do primeiro manuscrito: Holley Agulnek, Greg Batton, Lisa Giorgi-Poels, Andrew Mersmann, Dean Minerd, Andrea Rothschild-Feldman e Cindy Seinar. Essas intrépidas pessoas leram e digeriram um primeiro rascunho e retornaram com idéias concretas e ótimas sugestões. O livro é mais forte por suas páginas de “feedback” e critérios concentrados.

Para uma maravilhosa fabricante de palavras: Hilary Liftin. Por certificar-se de que eu não me sufocaria com a minha própria verbosidade e por me ajudar a formatar a mensagem; devo muito a ela por ter estado aqui a cada momento.

A equipe de Free Press/Simon & Schuster. Jill Browning, Suzanne Donahue, Carisa Hays, Martha Levin, and Dominick Anfuso. Editor, publicista, conselheiro, crítico, incentivador, sócio de negócio – escolha qualquer um desses, eles todos servem. Uma equipe inacreditável cujos apoio e encorajamento são dados e graciosamente recebidos.

Para a ótima agente: Lydia Wills e a equipe da Paradigm. Não há ninguém que aprecie tanto o fator risadinhas, nem ninguém que fique me lembrando da grande cena, até graficamente. É ótimo tê-la na minha equipe - ela sabe como o jogo é jogado e me faz pensar que uma idéia é minha mesmo quando nós dois sabemos de onde ela veio.

Aos meus novos incentivadores: a equipe de Harpo Productions, em Chicago. Tem sido um grande incentivo trabalhar com equipes de *The Oprah Winfrey Show*, o grupo Oprah & Friends XM Radio, e todos por trás de Oprah.com. Sua amizade, seu encorajamento e seu apoio têm sido inestimáveis – obrigado a algumas das mais talentosas pessoas no negócio.

Para os mais corajosos dos corajosos: todas as pessoas que arrumaram tempo para me contatar com seus pensamentos e opiniões sobre bagunça e gordura. Muitos de vocês se reconhecerão nestas páginas porque, sem vocês, o livro não teria sido possível. Estou constantemente submisso à generosidade de pessoas que partilham suas histórias e critérios. Recebi milhares de e-mails e cada um conta uma história que influenciou estas páginas. Obrigado.

E para Ken – sem quem nada disso seria mesmo remotamente possível. Mas isso é outro livro inteiro!

Quando a refeição é colocada na mesa, é o chef quem tem a responsabilidade final pelo aroma, os temperos e o sabor. Embora tenha havido muitos cozinheiros na cozinha, aceito a responsabilidade final. Coma lentamente. Aprecie.

ÍNDICE

Este livro foi impresso pela Prol Editora Gráfica
para a Editora Prumo Ltda.

cius Institute of UNESP, São Paulo; member of the Board of the Centre for Studies of America and of the Board of Sérgio Vieira de Mello School, both part of the Candido Mendes University, in Rio de Janeiro. He is a member of the board of the Brazilian Writers Union (UBE) and a member of the Academy of Letters and Culture as well as the Amici d'Italia Association, in São José do Rio Preto.

He lives in the cities of São Paulo and São José do Rio Preto (SP), with his labradors Juba and Yara, and in London, UK, with his daughters Anita and Gabriela.

ABOUT THE BOOK

Format: 14 x 21 cm
Layout: 22,5 x 37,5 pica
Typology: Horley Old Style 10,5/14
Paper: Off-set 75 g/m²
Supreme Card 250 g/m² (cover)

1st edition: 2014

DEVELOPMENT TEAM

Cover
Estúdio Bogari

Text Edition
David Creasor / Tikinet (Revision)

Desktop Publisher
Eduardo Seiji Seki

Editorial Assistent
Alberto Bononi

Impressão e Acabamento:

psi7

Printing Solutions & Internet 7 S.A